Thomas Rogall

Hallux **valgus**

Nachhaltige Hilfe ohne OP

Die besten Übungen für gesunde Füße

herbig

Inhalt

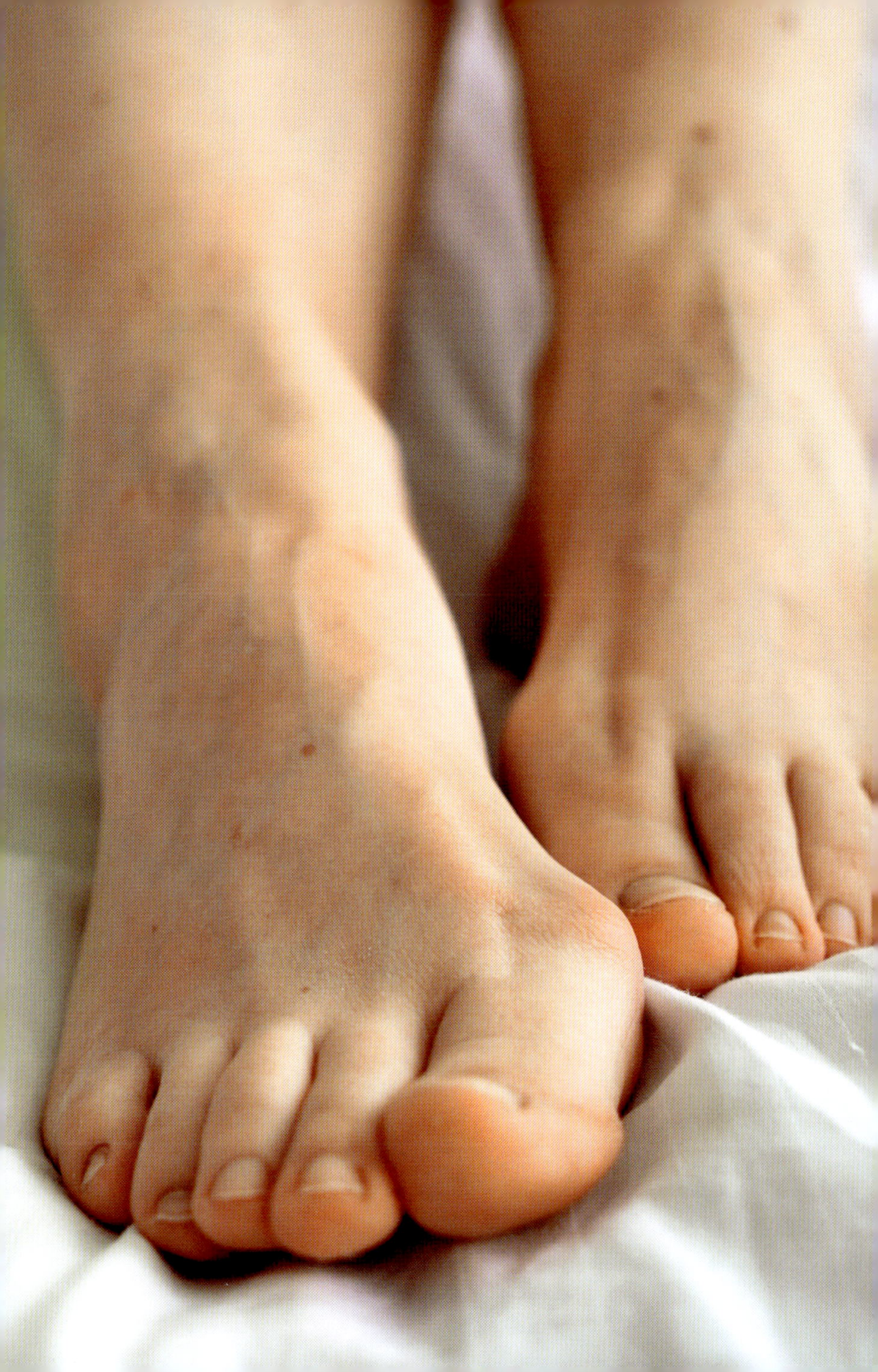

Was tun bei **Hallux valgus?**

Stehen Sie gerne in engen, spitzen Schuhen mit hohen Absätzen? Nein. Sie haben immer auf Ihre Absatzhöhe und die nötige Größe Ihrer Schuhe geachtet, haben »gesunde« Schuhe getragen. Auch beim Kauf Ihrer Strümpfe und Socken haben Sie Sorgfalt walten lassen. Es bildet sich aber trotz Ihrer Bemühungen eine zunehmende Verformung Ihres Großzehenballens. Sie wenden sich deshalb vielleicht an einen Facharzt für Orthopädie und es wird eine Diagnose erstellt: Hallux valgus.

Der Arzt blickt dazu auf Ihre Füße oder untersucht sie. Meistens stehen Sie bei der Untersuchung, selten werden Sie dabei gehen. Es werden vielleicht auch Röntgenbilder, Computertomografien oder Magnetresonanzaufnahmen von Ihren Füßen angefertigt. Nach der Erstellung der Diagnose wird Ihnen zuerst zu einer Einlagenfertigung und einer Schiene für die große Zehe geraten. Bei Schmerzen bekommen Sie zusätzlich Medikamente oder Spritzen. Sie werden auf die Möglichkeit einer Operation hingewiesen, um die Sie vielleicht in Ihrem Fall über kurz oder lang nicht herumkämen. Manchmal wird Ihnen sogar geraten, so früh wie möglich eine Operation in Erwägung zu ziehen, auch wenn Sie noch keine Schmerzen haben, da die Folgeschäden an Ihrem Fuß ansonsten schwerwiegend sein könnten.

Sie werden den Arzt dann fragen, warum Sie trotz des Tragens von gesunden Schuhen einen Hallux valgus erworben haben, oder es plagt Sie ein schlechtes Gewissen, weil Sie in der Jugend oder auch noch jetzt im modi-

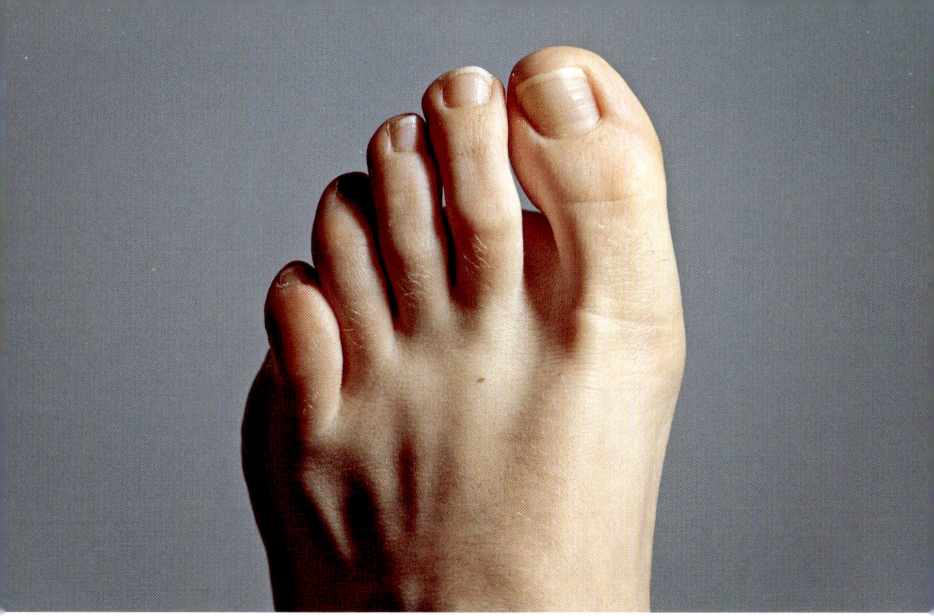

Ein Hallux valgus verursacht nicht selten Schmerzen und es kann zu Schwellungen und Druckstellen oder zu Verspannungen der Fußmuskulatur kommen.

schen Überschwang Schuhe nach dem äußeren Design und nicht nach der Form und Funktion Ihrer Füße gekauft haben. Jetzt wird Ihnen erklärt, dass ein Hallux valgus eine genetische Veranlagung sei. Sie können nichts dafür – wie beruhigend! Sie könnten das Blatt aber zum Positiven wenden, wenn Sie sich mit orthopädischen Hilfsmitteln oder der Operationskunst anfreundeten.

Selten höre ich von meinen Patienten, dass sie auf die Art und Weise, wie sie ihre Füße belasten, hingewiesen werden, dass Beschwerden etwas mit ihrer Art des Gehens zu tun haben, dass es einen Zusammenhang mit der Bewegung und Belastung der Füße durch ihren Körper gibt. Der Blick des Arztes richtet sich auf das Symptom und beleuchtet selten den Hintergrund. Dennoch ist es bei akuten Funktionsstörungen und Schmerzen sinnvoll, zu einem verständigen Arzt zu gehen und die Symptomatik auf bewährte medizinische Weise untersuchen zu lassen. Vor allem sollten Sie abklären lassen, ob die Beschwerden tatsächlich von Ihren Füßen ausgehen. Es kann auch durchaus sein, dass ein Bandscheibenvorfall, ein neurologisches Grundproblem oder eine systemische Erkrankung vorhanden ist. Allerdings sollten Sie bei eindeutig diagnostizierten orthopädischen Beschwerden der Füße, bei der Entstehung eines Hallux valgus, die Ursache – Ihren Gang – nicht außer Acht lassen. Wenn Sie an Ihrem Gang arbeiten und die Feinmotorik Ihrer Füße und Ihrer Fußmuskulatur verbessern, können in vielen Fällen Operationen vermieden werden.

Ich habe in meiner langjährigen Arbeit als Physiotherapeut und Leiter der Fuß-Schule München für Sie ein Übungskonzept entwickelt, mit dem Sie das Problem der Bildung eines Hallux valgus selbst in den Griff bekommen können. Ich werde Ihnen in diesem Ratgeber die Zusammenhänge bei der Entstehung eines Hallux valgus und die wichtigsten Übungen zur Korrektur erläutern. Sie bekommen Tricks an die Hand, wie Sie durch Taping, also durch das Anbringen eines elastischen Klebebands, die Stellung der Knochen korrigieren können, und erhalten Informationen zu den Vor- und Nachteilen der verschiedenen angebotenen Schuhmodelle, Einlagen, Orthesen und Bandagen, Socken und Loops, der Hallux valgus Schiene und zu den Vor- und Nachteilen des Barfußgehens. Zu guter Letzt werde ich Sie über die Operation eines Hallux valgus informieren und falls bei Ihnen eine OP anstehen sollte, bekommen Sie eine OP-Checkliste an die Hand.

Sie werden aber hoffentlich durch vorbeugendes Training einen Hallux valgus vermeiden können, auch wenn Sie ab und an »schöne Schuhe« tragen wollen. Sie lernen, gegen bereits schmerzende Füße selbst etwas zu unternehmen und wie Sie den beginnenden Hallux valgus mit viel Übung selbst verbessern. Sie werden Schritt für Schritt eine koordinierte und gesunde Belastung Ihrer Füße üben. Gesunde Füße sind der Spiegel eines gesunden und gut koordinierten Körpers – tun Sie Ihren Füßen also regelmäßig etwas Gutes!

Ihr Thomas Rogall

Hallux valgus – ein kurzer Überblick zu **Beginn**

Ein Hallux valgus lässt sich einfach ausgedrückt daran erkennen, dass der große Zeh »zur Seite abknickt« und immer mehr in Richtung des kleinen Zehs zeigt. Gleichzeitig entsteht an der Innenseite des Fußes eine schmerzhafte Auswölbung, verursacht durch das Hervortreten des Köpfchens des Mittelfußknochens. Von einem Hallux valgus können beide Füße betroffen sein, es sind aber unterschiedliche Ausprägungen möglich.

- Hallux valgus zählt zu den häufigsten Fehlstellungen des Fußes. Man schätzt dass etwa jeder dritte Erwachsene ab 65 Jahren von einem mehr oder weniger stark ausgeprägten Hallux valgus betroffen ist. Frauen sind deutlich häufiger betroffen als Männer.
- Obwohl der Hallux valgus auch bereits im früheren Lebensalter vorkommen kann, treten oft erst ab 50 Jahren sichtbare Fehlstellungen im Großzehengrundgelenk auf.
- Die Zehenfehlstellung verursacht nicht selten Schmerzen und es kann zu Schwellungen oder Druckstellen oder Verspannungen in der Fußmuskulatur kommen.
- Wer unter einem starken Hallux valgus leidet, kann oft auch einen Hammerzeh oder einen Krallenzeh bekommen
- Schmerzen beim Gehen führen oft dazu, dass man sich zur Schonung und Schmerzvermeidung ein falsches Gangbild angewöhnt. Sollte das bei Ihnen der Fall sein, lesen Sie unbedingt dieses Buch, denn darin finden Sie ausführliche Hilfestellungen, Übungen und Erklärungen zum sinnvollen Gehen.

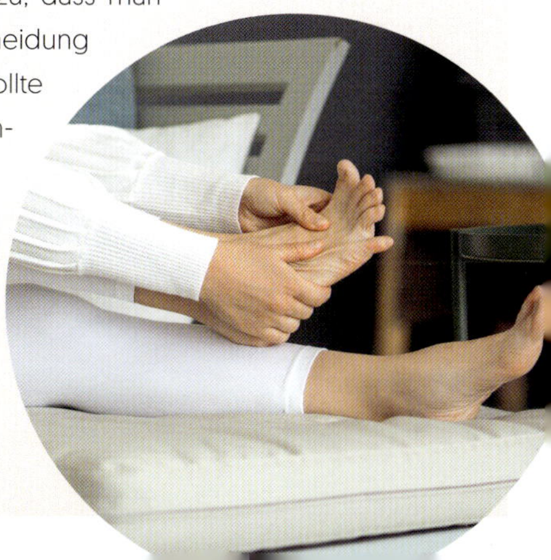

Die Entstehung des Hallux valgus

Ein Hallux valgus entsteht vom Fuß aus betrachtet durch eine zu starke Innenkippung und Innendrehung des Rückfußes mit der Ferse bei Belastung im Gehen. Erfahren Sie in diesem Kapitel mehr über seine Entstehung und welchen Einfluss die gesamte Körperhaltung darauf hat.

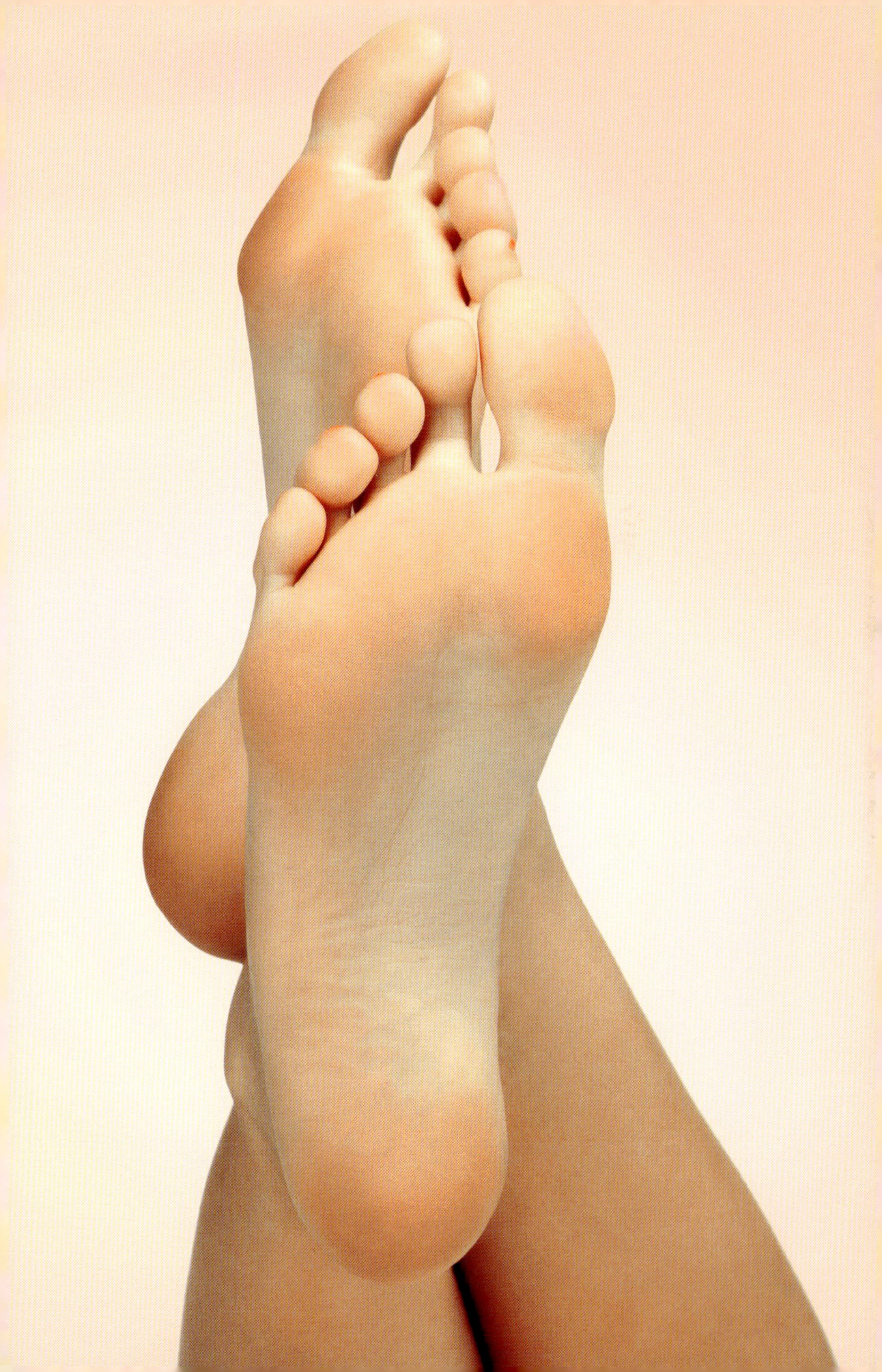

Die **Grundlagen**

Flexibilität und Stabilität

Der lateinische Begriff für die Großzehe lautet »Hallux«. Die Bezeichnung »valgus« bezieht sich auf die Stellung der Großzehe: Beim Hallux valgus zeigt sie wie wir bereits gesehen haben in Richtung des zweiten Zehs.

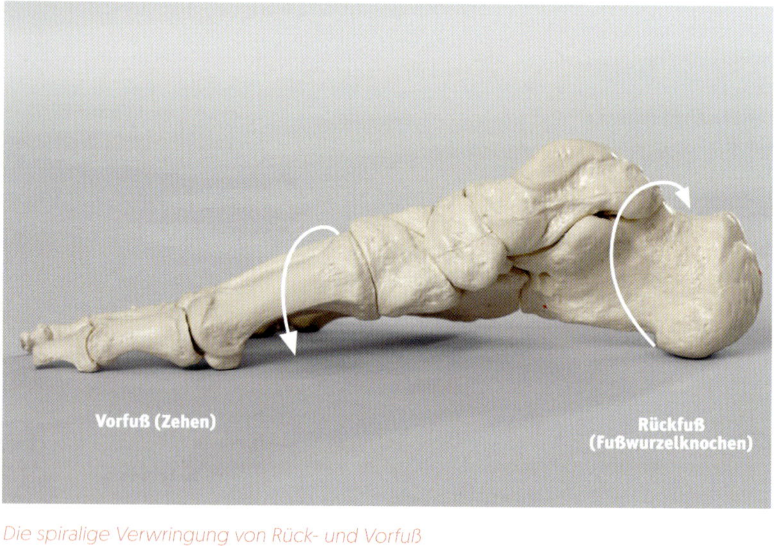

Die spiralige Verwringung von Rück- und Vorfuß

Da Sie mit hoher Wahrscheinlichkeit ohne einen Hallux valgus das Licht der Welt erblickten, er Ihnen also nicht direkt vererbt wurde, sondern lediglich die Elastizität Ihres Gewebes ähnlich der des Gewebes Ihrer Eltern ist, sind Sie es, die dafür sorgen können, dass Sie ihn im Laufe Ihres Lebens erwerben – oder auch nicht. Sie haben es in der Hand beziehungsweise »im Fuß«, die schmerzenden Begleiterscheinungen des Hallux valgus zu vermeiden.

Das Fußgewölbe

Die Ferse ist das »Steuerruder« für die Belastung des Vorfußes und damit der großen Zehe. Ihre Stellung ist für die gleichmäßige Verteilung Ihres Körpergewichtes zwischen der Innen- und der Außenseite des Vorfußquergewölbes verantwortlich. Das Gewölbe dient dazu, dem Fuß bei Belastung Halt zu geben, und entstand im Laufe der Evolution vom vierbeinigen zum zweibeinigen aufrechten Gang durch die dreidimensionale Drehung des Rückfußes mit der Ferse zum Vorfuß um neunzig Grad in die Senkrechte. Durch diesen genialen Dreh »steuert« die Ferse die Belastung auf den Vorfußballen und die Zehen.

Das Fußgewölbe – ein kleiner Leitfaden

- Das **Gewölbe** des Fußes entsteht durch die dreidimensionale Drehung des Rückfußes zum Vorfuß.
- Die **Kraft** des Fußes besteht aus der architektonischen Anordnung der Knochen zu einem Gewölbe.
- **Muskulatur und Bindegewebe** stabilisieren die Konstruktion bei der zugelastischen Ausdehnung des Fußes unter Belastung

Das Gewölbe Ihres Fußes, in seiner Konstruktion ein genialer architektonischer Trick, wird in ein Längs- und ein Quergewölbe unterteilt. Bei Belastung bietet es durch die Keilform der Knochen und die Aktivität der Weichteile, wie Muskeln, Sehnen und Bänder, Halt. Der Fuß wird dabei im Mittel- und Vorfußbereich breiter und länger. Beim Abdruck spannt sich die Muskulatur Ihrer Fußsohle und der Zehen an und die Kuppel des Gewölbes steigt nach oben, der Fuß wird kürzer und schmaler.

Auf der Illustration unten sehen Sie die Entstehung des Hallux valgus durch die Instabilität der Ferse und die daraus folgende Spreizung des Vorfußes. Die Innenseite des Fußes wird stark, die Außenseite des Fußes wenig belastet. Dadurch kann vor allem bei einem sehr elastischen Bindegewebe, wie es häufiger bei Frauen der Fall ist, Ihr erster Mittelfußknochen instabil werden, sich verdrehen und abspreizen. In der Folge ziehen die langen Beuge- und Strecksehnen der Großzehe (Hallux) nicht mehr über die Mitte des Grundgelenkes der Großzehe und wirken jetzt vielmehr seitlich als Bogenspanner. Die große Zehe zeigt dann zunehmend zur zweiten Zehe und dreht nach innen.

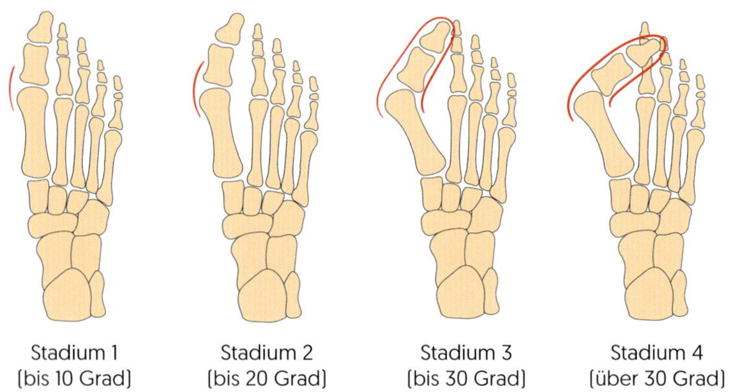

Die verschiedenen Stadien einer Hallux valgus Erkrankung

Die gesamte Körperhaltung hat Einfluss

Betrachten Sie bei der Entstehung eines Hallux valgus aber nicht nur Ihren Fuß und die Stellung Ihrer Ferse. Ihr Fuß ist in einer langen Bewegungskette mit dem ganzen Körper verbunden. Bevor sich an Ihren Füßen etwas verändert, muss sich die Stellung Ihres Beckens über dem Fuß verändern. Bei einem Hallux valgus liegt in den meisten Fällen eine Verkürzung oder Verspannung der Muskulatur und deren umhüllender Häute, der Muskelfaszien und Sehnen, im vorderen und inneren Bereich Ihrer Leisten und Oberschenkel vor. Diese verursacht eine Instabilität und Kippung des Beckens im Hüftgelenk. Die stabilisierende Muskulatur des Hüftgelenkes auf der Außen- und Rückseite Ihres Beckens wird geschwächt. Das Becken pendelt dadurch meist bei jedem Schritt instabil ein wenig nach außen zur Seite.

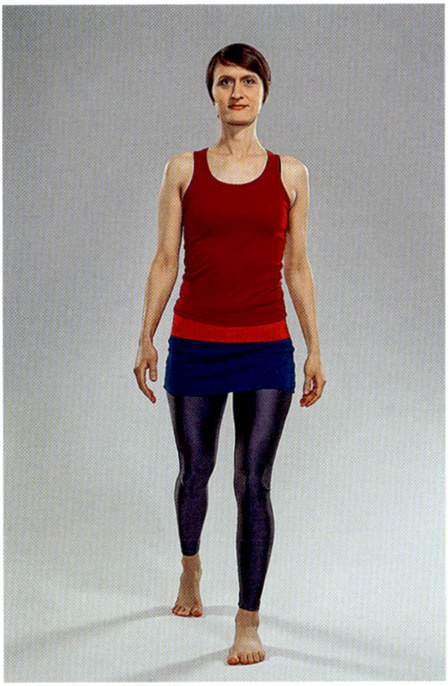

Stabilität des Beckens

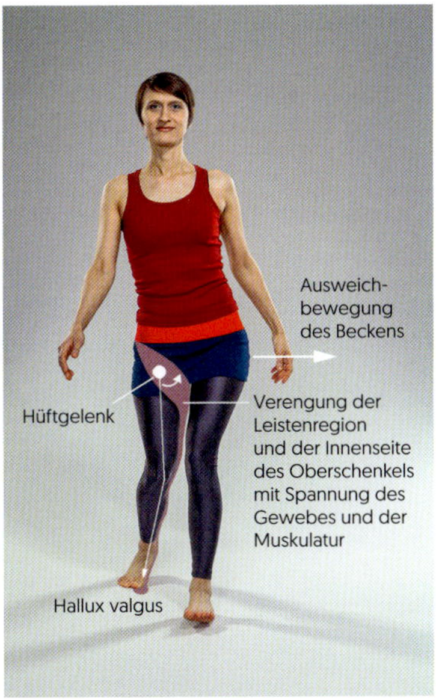

Beckenverschiebung mit Instabilität

Schmerzen durch Druckstellen

Neben einem lebenslang vollkommen schmerzfreien ästhetischen Problem kann es durch die Fehlstellung der Großzehe zu Entzündungen und Schmerzen in ihrem Grundgelenk kommen. Der Gelenkspalt auf der zur zweiten Zehe gewandten Seite verschmälert sich. So kann aus einer Arthrose (degenerativer altersbedingter Abbau des Gelenkknorpels) eine schmerzhafte aktivierte Arthrose oder Arthritis (akute Entzündung des Gelenks) entstehen. Bei einer immer wieder auftretenden Entzündung wird das Großzehengrundgelenk im Laufe der Zeit unbeweglicher, was zu einer Versteifung führt, dem Hallux rigidus. Die häufigsten Probleme durch einen Hallux valgus entwickeln sich aber durch schmerzende Druckstellen. Sie entstehen an der Innen- und Oberseite des Vorfußballens und des großen Zehs sowie an dem vom Hallux zur Seite gedrängten zweiten Zeh (oder auch am dritten und vierten Zeh). Das Tragen von Schuhen wird zu einer qualvollen Pein. Sollte der Hallux valgus sich im Laufe der Jahre verstärken, wird die zweite Zehe sich häufig zu einer Krallen- oder Hammerzehe verformen. Die meisten Schmerzen entstehen dann beim Abrollen durch den zu stark gespreizten Vorfußballen auf der Fußunterseite. Um all diese unschönen Komplikationen oder gar eine Operation zu verhindern, sollten Sie sich um Ihre Füße kümmern und regelmäßig üben. Das Übungsprogramm, das ich Ihnen in den folgenden Kapiteln vorstellen möchte, kann Ihnen dabei helfen und langfristige Verbesserungen ermöglichen. Je frühzeitiger Sie beginnen, desto sinnvoller.

EXTRA: Hallux Rigidus und **Arthrose**

Der lateinische Begriff für Großzehe lautet »Hallux«. »Rigidus« bezeichnet eine zunehmende Bewegungseinschränkung und Versteifung des Großzehengrundgelenkes aufgrund einer Arthrose [Abbau des hyalinen Gelenkknorpels]. Er entsteht durch wiederholte Entzündungen des Großzehengrundgelenkes oder Mikrotraumen, wie sie zum Beispiel beim Klettern durch das Anstoßen der Großzehe am Felsen erfolgen kann. Dadurch verschmälert sich der Gelenkspalt. Die Gelenkkapsel schrumpft. Am Ende des ersten Mittelfußknochens findet ein Knochenanbau [Exostose] statt, der besonders an der Oberseite des ersten Mittelfußknochens gelegen, die Beweglichkeit des Gelenkes nach oben einschränkt. Das frühe Stadium wird als Hallux limitus bezeichnet. Manchmal ist die mangelnde Beweglichkeit auch mit einer »Valgus Stellung« verbunden. Sehr selten ist eine während der Schwangerschaft entstandene genetische Einschränkung der Beweglichkeit vorhanden. Schmerzen entstehen beim Abdruck des hinteren Fußes vom Boden bei angehobener Ferse. Der Druck wird in diesem Moment auf den Ballen mit seinen Zehengrundgelenken ausgeübt. Jetzt wird die elastische Beweglichkeit, vor allem des Großzehengrundgelenkes, benötigen. Die Stellung der Ferse und der Zeitpunkt der Ablösung des Fußes vom Boden entscheidet über die Höhe der Druckbelastung des Großzehen-

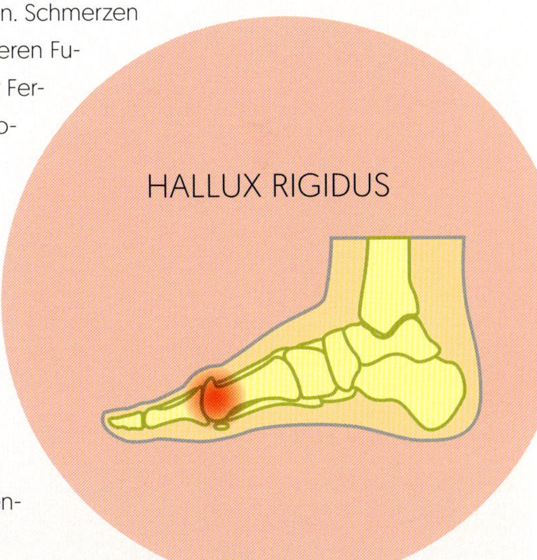

grundgelenkes. Das Einknicken der Ferse in der Stand- und Abdruckphase und ein später Abdruckpunkt des Fußes vom Boden sind die häufigste Ursache für die Entstehung von Entzündungen im Großzehengrundgelenk. Bei einer Gicht wird ebenfalls der Gelenkknorpel frühzeitig im Sinne einer Arthrose geschädigt.

Auch wenn die Arthrose des Grundgelenkes sicherlich die häufigste Komplikation darstellt, können auch alle anderen Gelenke des Fußes von einer Arthrose betreffen sein. Geschmeidigkeit und Elastizität sind die einzige Möglichkeit Schmerzfreiheit zu erreichen. Dazu erhalten Sie im anschließenden Kapitel die wichtigsten Tipps.

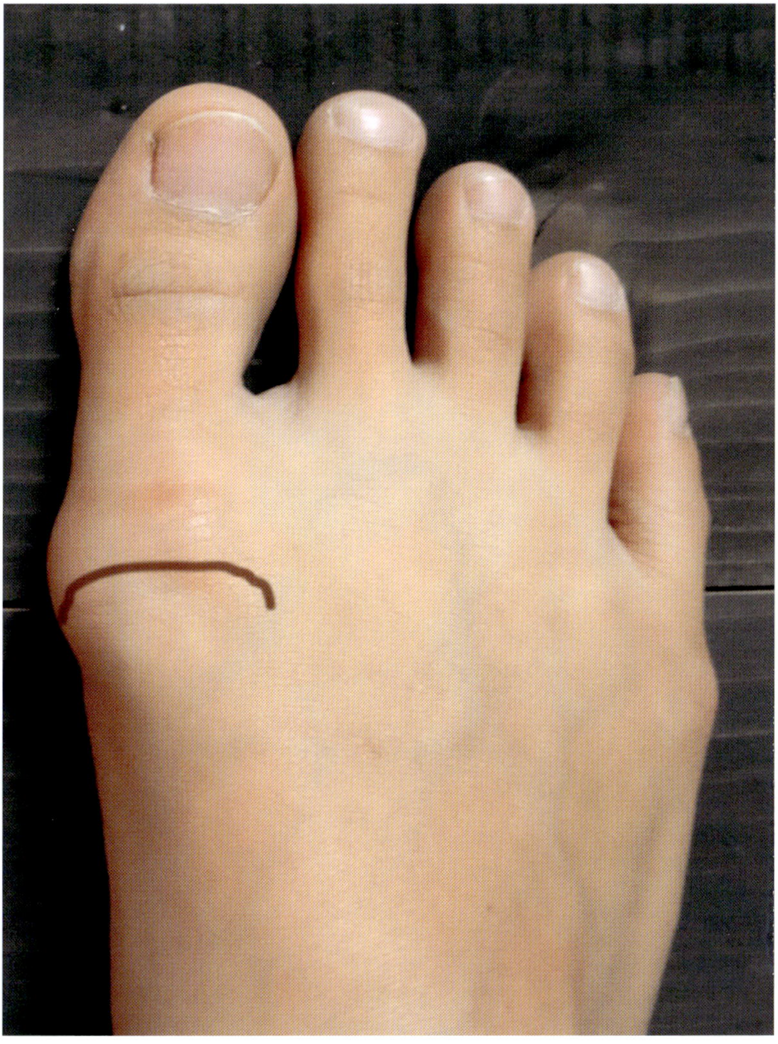

Beim Hallux Rigidus findet ein Knochenanbau an der Oberseite des ersten Mittelfußknochens statt.

Das Übungs-programm bei **Hallux valgus**

Durch Übungen zur Mobilität bei gleichzeitiger Stabilität entwickeln Sie Ihre Fähigkeit zu einem federnden und stabilen Fußgewölbe. Dadurch können Sie eine Korrektur des Hallux valgus erzielen und Schmerzen vermeiden.

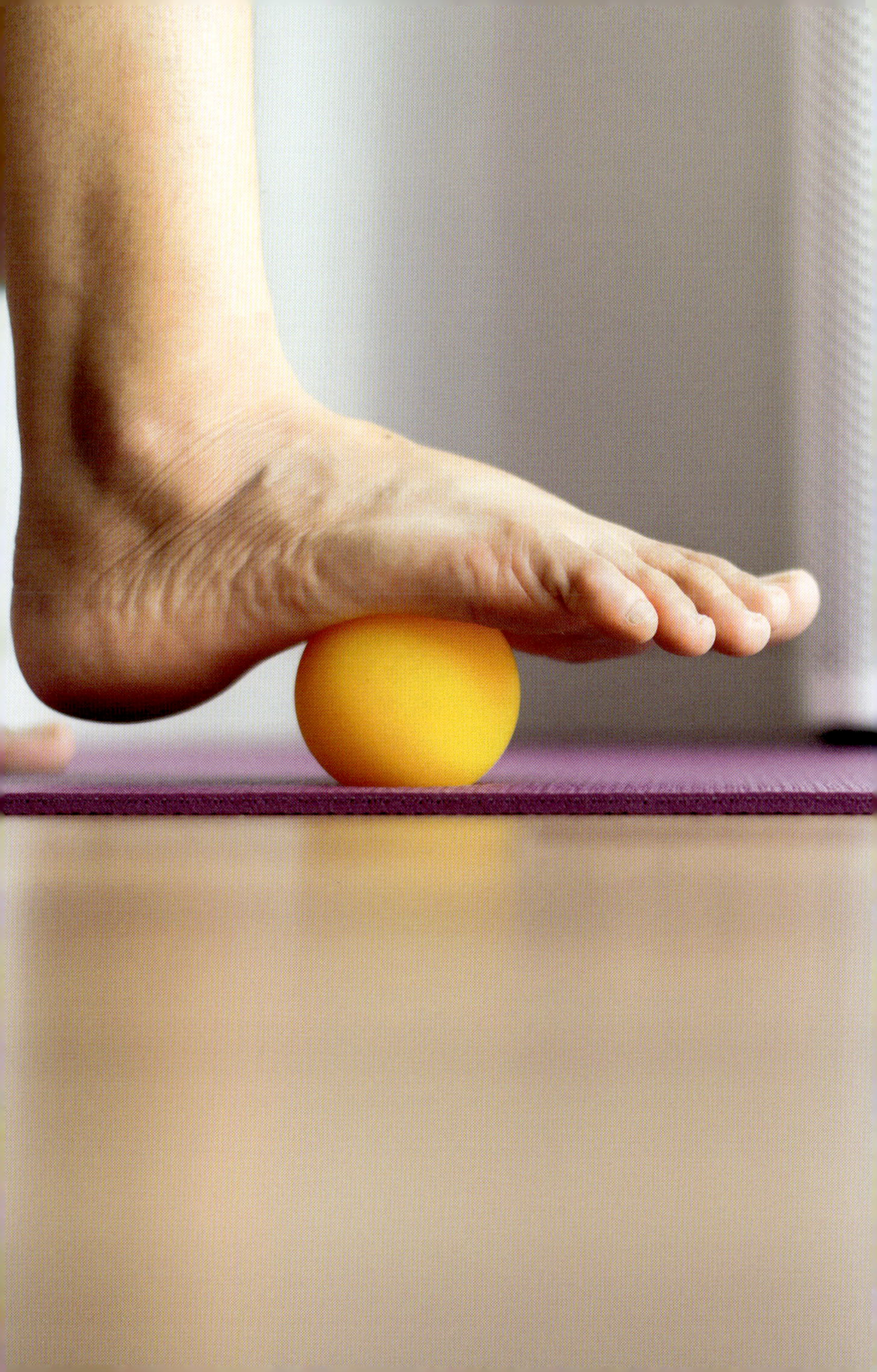

Der **erste** Schritt

Die Entspannung der Fußmuskulatur

Die Fehlbelastung des Fußes beim Gehen auf harten und versiegelten Böden und auch das Tragen von Einlagen führen zu verspannten Muskeln. Die Entspannung Ihrer Fußmuskulatur ist deshalb Voraussetzung für das spätere feinmotorische Üben und die Korrektur des Hallux valgus. Durch die Massage mit einem Noppen- oder Igelball gewinnen Sie die Geschmeidigkeit Ihrer Füße und die Form Ihres Fußgewölbes zurück.

Da die Kugelform eines Balles das genaue Gegenstück zu Ihrem Fußgewölbe bildet, ist sie ideal geeignet, um das Gewölbe mit seiner großen Elas-

Stabilität und Gleichgewicht **trainieren**

Durch die Massage können verspannte Muskeln, die sich bei einem Hallux valgus vor allem auf der Innenseite des Fußes befinden, wieder entspannt werden. Da Sie die Übungen für Ihren Fuß im Stehen ausführen sollten, trainieren Sie gleichzeitig auch Ihre Stabilität und Ihr Gleichgewicht.

tizität wieder annähernd in seine ursprüngliche Gestalt zu formen. Verwenden Sie deshalb keine Rollen. Um den für Sie passenden Ball zu finden, sollten Sie Noppen- oder Igelbälle in verschiedenen Härtegraden und Größen (nicht zu groß!) ausprobieren. Sehr weiche Bälle mit Ventil sind ungeeignet. Sehr harte Bälle werden trotz der starken Belastung durch Ihre Füße lange halten. Bei mittleren Härtegraden ist der Verschleiß erhöht, sie brechen oft entzwei.

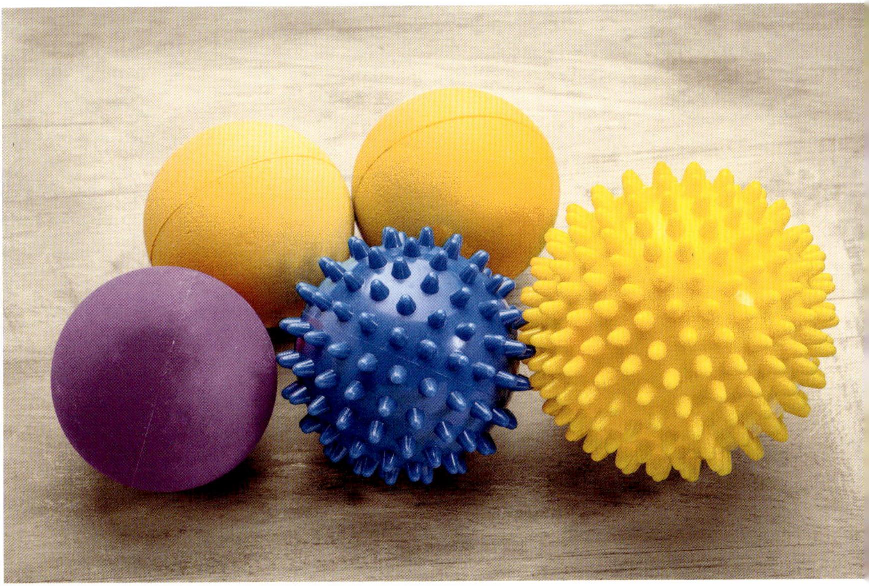

So gelingt das **Üben**

Sie können selbst sehr viel dafür tun, dass das Üben gelingt. Die wichtigsten Punkte habe ich hier für Sie zusammengefasst:

- Üben Sie häufig, also am besten ein- bis zweimal am Tag, aber die einzelnen Übungen nicht zu lang. Sie werden die für Sie passende Dosierung selbst herausfinden. Eine Mindestübungszeit von 30 Minuten pro Tag für alle folgenden Übungen ist jedoch sinnvoll.
- Sie können sich auch bei einer kurzen Übungszeit einzelne Übungen aussuchen, die Sie für besonders wichtig erachten. Legen Sie auch Tage mit Übungspausen ein, wenn Sie das Gefühl haben, dass eine Regeneration angebracht ist.
- Tragen Sie beim Üben möglichst bequeme Kleidung
- Ihre Füße müssen sich nach den Übungen angenehm anfühlen. Ein auftretender Schmerz während der Übung sollte sich immer im Bereich der annehmbaren Empfindung »Au, schön!« bewegen.
- Achtung! Sie dürfen diese Übungen nur durchführen, wenn Ihr Fuß oder auch Ihr Unterschenkel weder geschwollen noch heiß ist. Bei einer Plantarfasziitis (Fersensporn) sparen Sie den schmerzenden Bereich aus.
- Bei Schmerzen im Vorfußbereich seien Sie dort bitte besonders vorsichtig. Belasten Sie schmerzende Stellen nicht oder nur in einer für Sie angenehmen Dosierung.

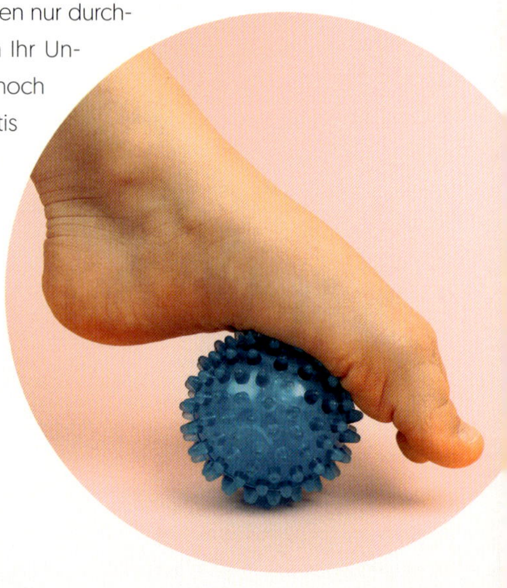

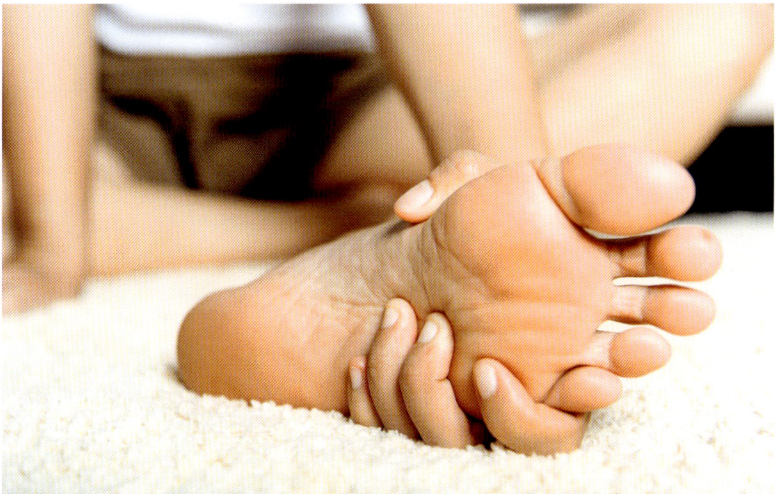

- Sollten Sie nach häufiger Anwendung verstärkte Schmerzen verspüren, wenden Sie sich bitte an einen Physiotherapeuten bzw. an eine Physiotherapeutin oder an einen Arzt bzw. eine Ärztin.
- Üben Sie bitte für den besseren Vergleich der erzielten Veränderung von der ersten bis zur vierten Übung zunächst mit dem Fuß einer Seite. Sie werden einen großen Unterschied zu Ihrer ungeübten Seite verspüren. Das ist für Ihre Motivation zur Ausführung der Übung in Ihrem Alltag sehr wichtig.
- Wechseln Sie nach einer halben Minute Pause für Ihre Wahrnehmung zur anderen Seite. Die Pause ist in einer Kultur hoher Anforderungen und zeitlicher Optimierung ein oft vergessener Teil von Körperübungen, ist allerdings für die Wahrnehmung, für Umbauprozesse und für die Regeneration des Körpergewebes unerlässlich. Sie können sich nicht nur die federnde und kraftvolle Elastizität von Katzen als Vorbild nehmen, sondern auch deren ausgiebigen Müßiggang.

Die Elastizität des Fußes trainieren

- Stellen Sie sich mit einem Fuß in Schrittstellung auf den Noppen- oder Igelball. Der Ball liegt unter dem Gewölbebogen der fünf Mittelfußknochen in der Kuhle kurz hinter dem Ballenbereich, die Ferse steht am Boden. **(1)**
- Verlagern Sie Ihren Körper langsam über den Ball nach vorn, ohne die Ferse anzuheben. Gehen Sie mehrmals langsam vor und zurück. Ihre Füße und Knie zeigen, so gut es Ihnen möglich ist, geradeaus.
- Die Verlagerung des Körpergewichts nach vorne auf den Ball kann am Anfang etwas Schmerzen bereiten, sollte aber immer im annehmbaren Bereich bleiben.
- Achten Sie bitte auch auf das hintere Bein und dessen Fuß. Beide sollten ebenfalls möglichst geradeaus zeigen und nicht nach innen kippen.
- Im hinteren Bein trainieren Sie damit auf der Außenseite des Beckens Ihre Muskulatur für Stabilität und Gleichgewicht.
- Üben Sie die Bewegung – vor und zurück, bis Sie auf der Außenseite des Beckens eine leichte Muskelermüdung spüren. Je langsamer Sie die Übung ausführen, desto wirksamer ist sie.
- Machen Sie eine Pause auf beiden Füßen und spüren Sie mindestens 5 Sekunden nach.
- Heben Sie jetzt die Ferse vom Boden an. Der Ball liegt in der Mitte des Fußgewölbes unter Ihrem Rist. **(2)**
- Kreisen Sie in drei Bahnen (innen – Mitte – außen) langsam durch die Gewichtsverlagerung Ihres ganzen Körpers über den Ball von vorn nach hinten in Richtung Ferse. Vor allem die Entspannung der inneren Bahn ist bei einem Hallux valgus sehr wichtig.
- Versuchen Sie, jede Stelle des Gewölbebogens eingehend zu untersuchen, durch die kreisende massierende Bewegung das verspannte muskuläre Gewebe zu lockern und den Stoffwechsel in Ihrem Bindegewebe anzuregen. Sparen Sie dabei aber auf jeden Fall unbedingt immer den Bereich des Großzehengrundgelenkes aus.

1.

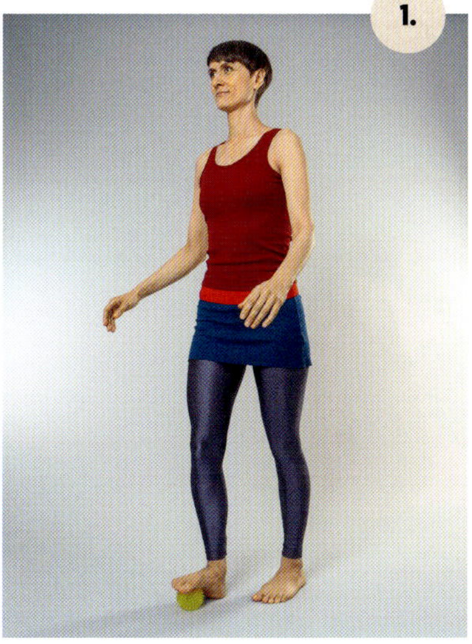

2.

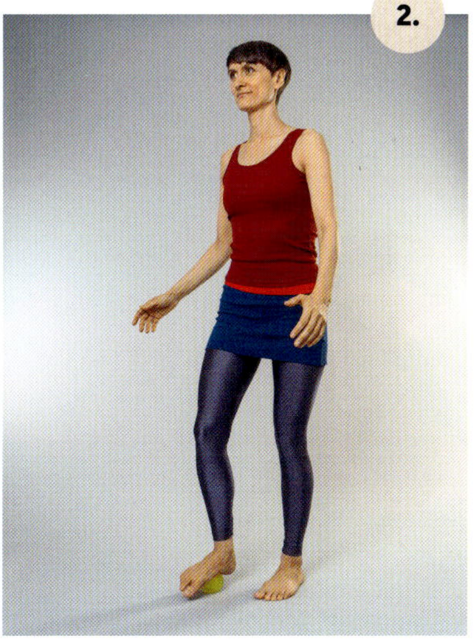

- Sie können sich als Bild eine Zitrone auf einer Zitronenpresse vorstellen. Sie drücken die Zitrone durch die Gewichtsverlagerung auf die Presse, den Ball, und dann drehen Sie die Zitrone einmal im Kreis herum. Schieben Sie dabei die Presse – sprich den Ball – nicht rollend hin und her, kreisen Sie Stelle für Stelle mit dem Fuß auf dem Ball.
- Sollten Sie unter einem Fersensporn bzw. einer Plantarfasziitis leiden, sparen Sie den schmerzenden Bereich zur Ferse bitte aus. Bei Muskelschmerzen auf der Außenseite Ihres Beckens können Sie, bis alle drei Bahnen behandelt sind, kurze Pausen im Stehen auf zwei Füßen einlegen.
- Nach der Massage sollte sich Ihr Fuß angenehm, weich und doch kraftvoll elastisch wie eine zarte Katzenpfote anfühlen. Ihre Füße sind wach und kribbeln vielleicht ein wenig. Ihre Verbindung mit dem Boden sollte Ihnen Stabilität und tiefe Verwurzelung, aber keine Schmerzen bereiten.
- Wiederholen Sie dann die Massage auf die gleiche Art mit dem zweiten Fuß. Jetzt sind Sie bereit für den zweiten Schritt.

Der **zweite** Schritt

Übungen für die große Zehe und das Quergewölbe

Die folgenden Übungen richten sich an Ihre Fähigkeit zur Entwicklung der Feinmotorik Ihres Fußes, denn die Präzision seiner Bewegung ist Voraussetzung für die Korrektur des Hallux valgus und des Spreizfußes. Es gilt, die richtigen Muskeln zu trainieren und zu kräftigen. Verspannte oder verkürzte Muskeln müssen sich lösen und entspannen.

Bei einem beginnenden oder bereits bestehenden Hallux valgus verbessern Sie deshalb die Abspreizung und Verdrehung des ersten Mittelfußknochens durch die folgenden zwei Übungen: »Der Bogen« und »Die Spirale«. Diese

Bitte kein **Vorfußballenstand**

Die hier erläuterten Übungen unterscheiden sich von vielen angebotenen Empfehlungen wie dem Greifen von Handtüchern oder dem leider immer wieder praktizierten Vorfußballenstand, der die Situation bei einem Hallux valgus meist verschlechtert. Eine allgemeine Kräftigung der Fußmuskulatur ist nur bei gesunden Füßen sinnvoll.

Übungen sind sowohl zur gezielten Kräftigung der Fußmuskulatur Ihres Quergewölbes als auch zur Eigenmassage zur Entlastung bei akuten Schmerzen und Verspannungen im Vorfuß geeignet. Zur Stabilisierung Ihrer Bemühungen können Sie sich dann die Hilfe eines elastischen Tapes zunutze machen.

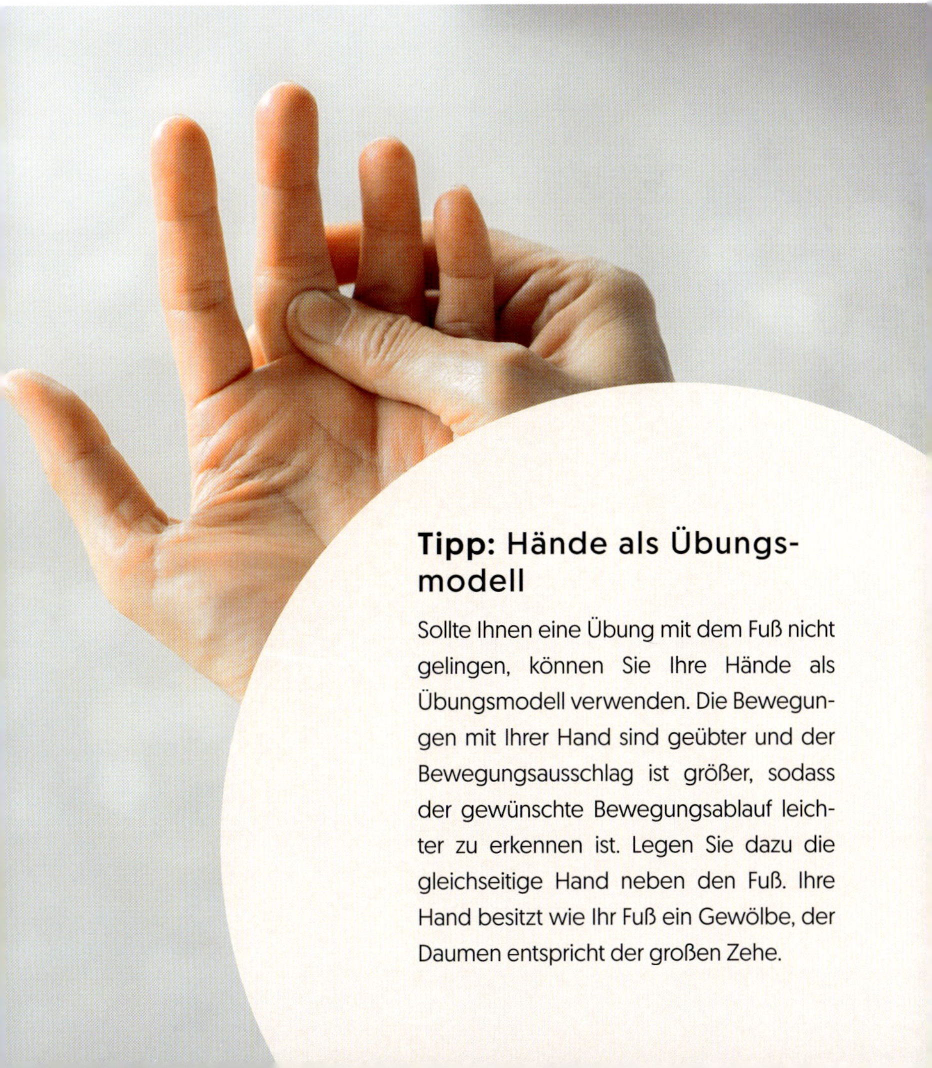

Tipp: Hände als Übungsmodell

Sollte Ihnen eine Übung mit dem Fuß nicht gelingen, können Sie Ihre Hände als Übungsmodell verwenden. Die Bewegungen mit Ihrer Hand sind geübter und der Bewegungsausschlag ist größer, sodass der gewünschte Bewegungsablauf leichter zu erkennen ist. Legen Sie dazu die gleichseitige Hand neben den Fuß. Ihre Hand besitzt wie Ihr Fuß ein Gewölbe, der Daumen entspricht der großen Zehe.

Der Bogen – Hilfe gegen akute Schmerzen und die Spreizung des Vorfußes

- Setzen Sie sich auf ein Kissen (am besten eignet sich ein festes Meditationskissen) oder auf einen Stuhl. Wenn Sie mit einem Stuhl üben, nehmen Sie einen Hocker zur Hilfe, auf den Sie den übenden Fuß stellen. Ansonsten platzieren Sie den Fuß vor sich auf dem Boden. Ihr Fuß und Ihr Knie sollten in einer Linie mit Ihrer Schulter gerade nach vorn zeigen. Stellen Sie Ihren übenden Fuß so weit wie möglich von Ihrem Rumpf entfernt auf, aber so, dass Sie ihn noch gut mit beiden Händen erreichen und greifen können.
- Bewegen Sie Ihren übenden Fuß mit der Ferse als Drehpunkt mit dem Fußrücken in Richtung Schienbein. Rollen Sie einen kleinen weichen Ball unter die Mitte Ihres Fußes und entspannen Sie Ihren Fuß über dem Ball, ohne die Ferse vom Boden abzuheben. **(1)**
- Versuchen Sie, Ihre Zehen ein klein wenig zu strecken und zu fächern. Es entsteht ein winziger Abstand zwischen den Zehen (nicht zu viel!). Alle Zehen zeigen dabei geradeaus. Spannen Sie die Muskeln Ihrer Zehen so wenig wie möglich an. Ziehen Sie Ihre Zehen nicht nach oben oder unten. Mithilfe Ihrer Hände ziehen Sie alle gebeugten und verkürzten Zehen sanft in die Länge. **(2)**
- Versuchen Sie jetzt, Ihre große Zehe ebenfalls mit einer kleinen drehenden Bewegung in die Länge zu ziehen. Verlängern Sie besonders die zur zweiten Zehe zeigende Seite. Sie entspannen und verlängern dadurch die Streck- und Beugesehnen, die Ihre Zehe zur zweiten Zehe ziehen. **(3)**

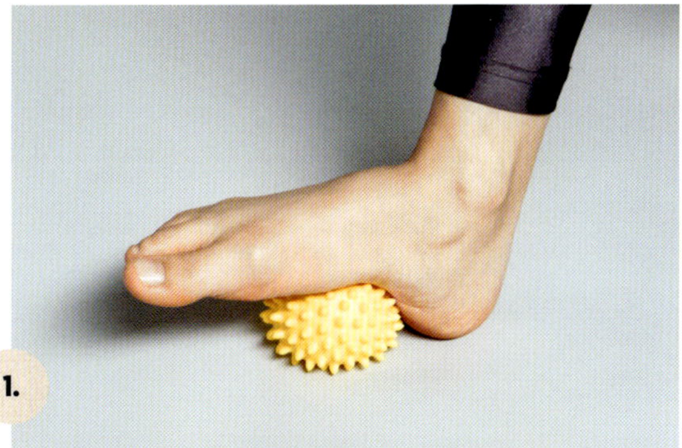

1.

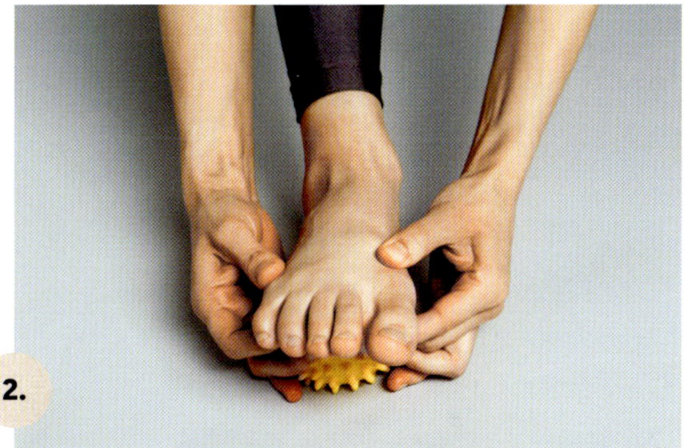

2.

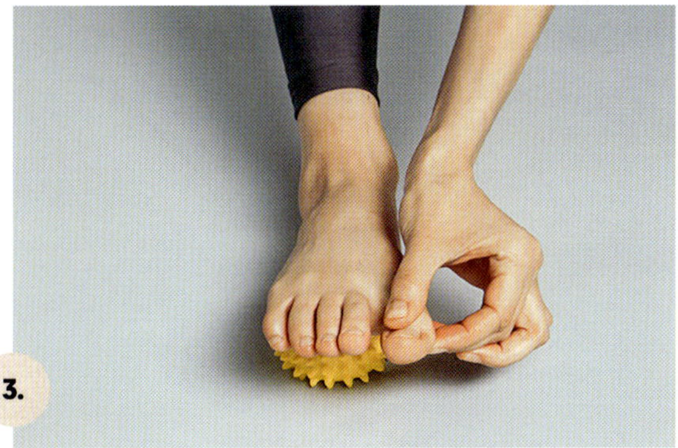

3.

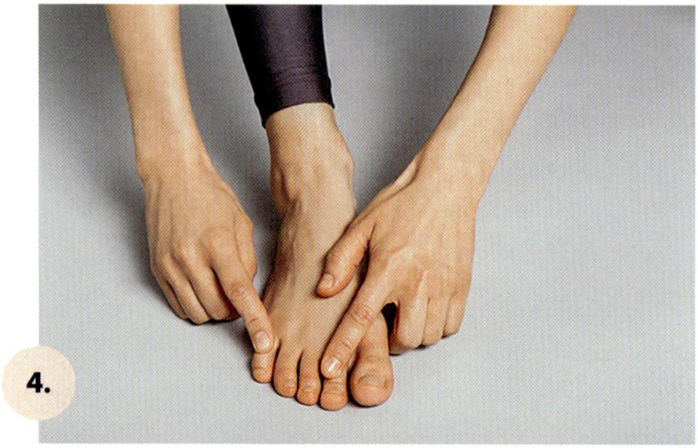
4.

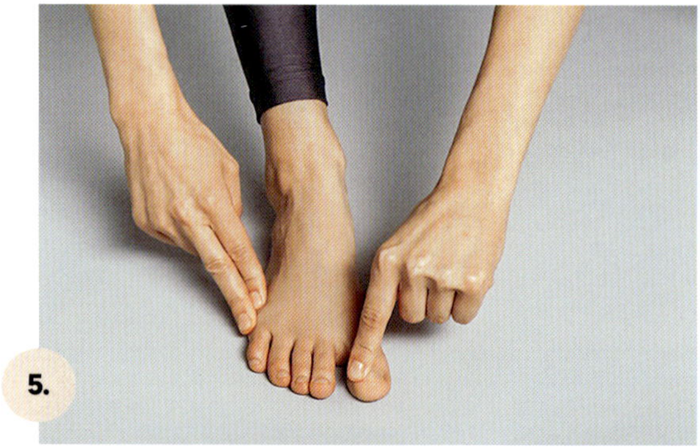
5.

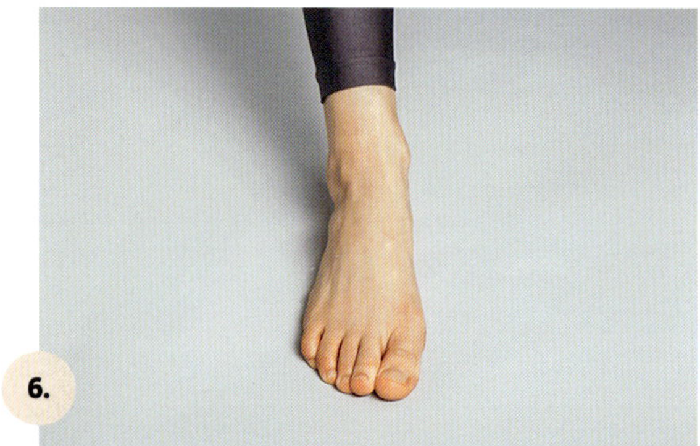
6.

- Greifen Sie jetzt die Fußaußenränder und formen Sie sanft einen Bogen. Halten Sie den Fuß mit den Händen im Mittelfußbereich. Spüren Sie dem angenehmen Bogen nach. Sie formen Ihr Quergewölbe! **(3)**
- Versuchen Sie, langsam mit der Kraft Ihrer Hände nachzulassen. Ihr Ziel ist es, diese Stellung mit der Kraft der Fußmuskeln etwa sechs Sekunden lang zu halten. Legen Sie eine Pause von zwei Sekunden ein, bevor Sie es von Neuem probieren. Versuchen Sie, während der Formung des Bogens Ihre Zehen unablässig in die Länge zu strecken.
- Die Fußsohle nimmt jetzt Kontakt mit dem Boden auf. Achten Sie darauf, dass die Ferse aufgerichtet ist und bleibt. Die Zehen liegen entspannt auf dem Boden. Falls sich die Zehen einkrallen, ziehen Sie mithilfe Ihrer Hand alle gebeugten und verkürzten Zehen sanft in die Länge **(4)**. Versuchen Sie, besonders Ihre große Zehe drehend in die Länge zu ziehen. Verlängern Sie dabei die zur zweiten Zehe zeigende Seite, sodass sie gerade auf dem Boden aufliegt **(5)**. Achten Sie darauf, wann es für einen Ihrer Zehen schwierig wird, gerade aufzuliegen, und reflektieren Sie, welche Anspannung Sie loslassen können. Es gilt, etwas nicht mehr oder zumindest weniger und sanfter zu tun. Das ist meistens schwieriger, als etwas zu tun! **(6)**

- Jetzt fächern Sie unter Zuhilfenahme der Hände wieder Ihre Zehen ein klein wenig. Es entsteht ein winziger Abstand zwischen den Zehen. Spannen Sie die Muskeln Ihrer Zehen mit sehr sanftem Druck auf die Unterseite der Zehenkuppen an und aktivieren Sie die Kraft Ihrer Zehen in Richtung Boden. Ziehen Sie die Zehen keinesfalls nach oben. Sie können jetzt Ihre Zehen durch die Auflage auf dem Boden mit leichtem Druck »festkleben«. Versuchen Sie, langsam mit der Kraft Ihrer Hände nachzulassen oder die Übung nach längerem Training ohne Ihre Hände auszuführen. Ihr Ziel ist es, diese Stellung mit der Kraft der Fußmuskeln zu halten. Führen Sie diese Übung anschließend auch mit dem anderen Fuß durch. **(7)**
- Wenn Ihnen das gelingt, drücken Sie sanft von oben nach unten innen auf das Ende Ihres ersten und fünften Mittelfußknochens. Achten Sie besonders auf die gestreckte Auflage Ihrer großen und Ihrer kleinen Zehe. Üben Sie mit allen Zehen fünf bis sechs Sekunden einen sanften Druck auf den Boden aus. Die Zehen bleiben bei der leichten und sanften Erhöhung des Druckes gestreckt und lang. Auch der dazugehörige Kleinzehen- und Großzehenballen bleibt auf dem Boden aufliegend. Der Bogen ist vielleicht kaum sichtbar, aber deutlich als Entlastung der Mitte des Vorfußballens spürbar. **(8)**
- Lassen Sie für zwei Sekunden wieder los, bevor Sie es von Neuem probieren. Das erfordert sehr viel Feingefühl und Sie werden vielleicht am Anfang durch zu viel Kraftanstrengung Ihren Großzehenballen vom Boden anheben. Versuchen Sie, den Kontakt mit dem Ballen der großen Zehe zu halten. Üben Sie langsam und genau! Diese Übung lässt sich auch jederzeit in Ihren Alltag integrieren. Sie können auch beim Tragen von Schuhen Ihr Vorfußquergewölbe und die Kraft der Zehen trainieren.

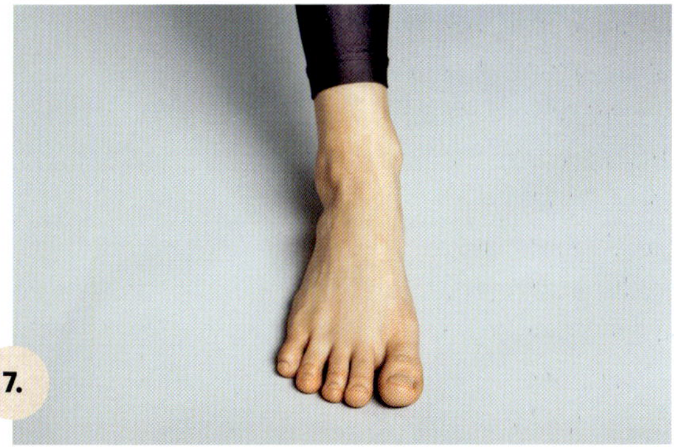

7.

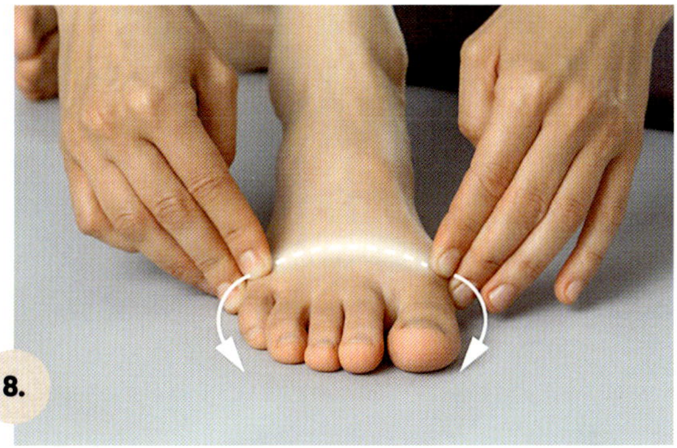

8.

Wenn Sie die bisher beschriebene Übung des »Bogens« gut beherrschen, versuchen Sie folgende Übungsvariante:

- Rollen Sie Ihren übenden Fuß über die Ferse mit dem Fußrücken zu sich. Der Fußrücken mit den locker gestreckten Zehen ist Richtung Schienbein geneigt. **(1)**, **(2)**
- Ziehen Sie dabei nicht die Zehen hoch, sondern versuchen Sie, das Quergewölbe Ihres Vorfußballens zu aktivieren. Der erste und der fünfte Mittelfußknochen rollen sich entgegengesetzt ein, bilden also den oben beschriebenen Bogen. Die Zehen sind in Verlängerung Ihres Fußrückens gestreckt. **(3)**
- Auf dem Rückweg zum Boden bleiben die Zehen locker gestreckt und gefächert. Der kleine Zeh setzt als Erstes auf dem Boden auf. Dann von außen nach innen einen Zeh nach dem anderen locker gestreckt auf den Boden ablegen. **(4)**
- Beginnen Sie wieder von vorn.
- Sollten Sie beim Hochrollen des Fußrückens immer als Erstes die Zehen hochziehen, wiederholen Sie bitte zunächst die vorhergehenden Übungen zum Aufbau des Quergewölbes und üben Sie dann den Moment des Anhebens der Fußsohle vom Boden. Die Bewegung beginnt immer in der Mitte Ihres Fußes und nicht mit Ihren Zehen.
- Führen Sie die Übung anschließend mit dem anderen Fuß durch.

1.

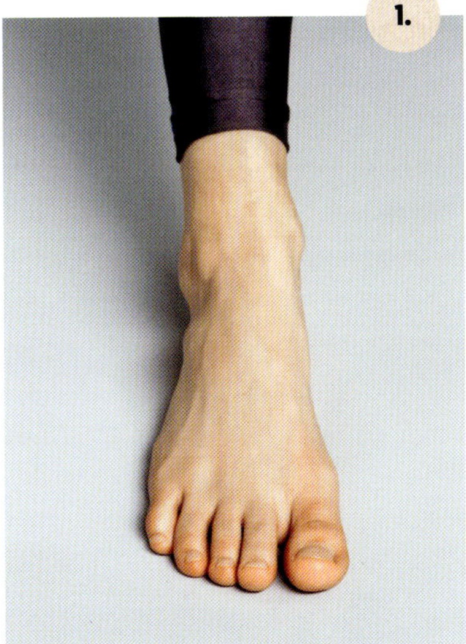

2.

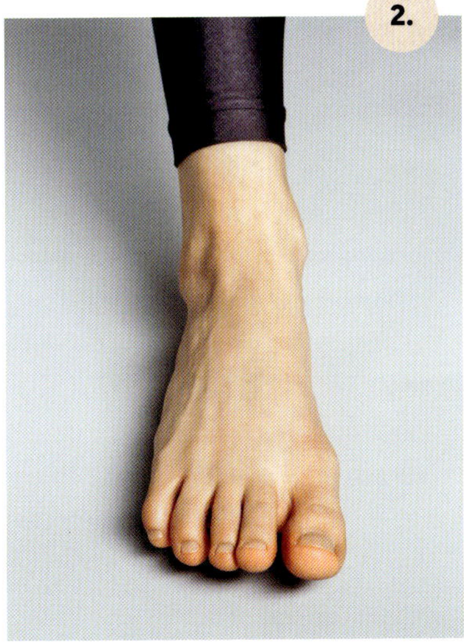

3.

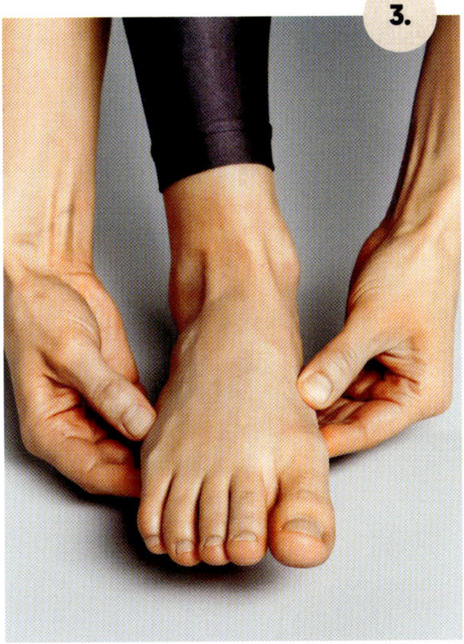

4.

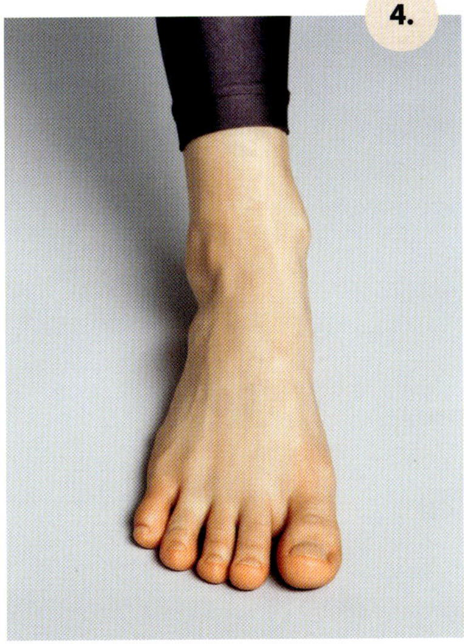

Die Spirale – Die Korrektur der Fehlstellungen der großen Zehe

- Sie sitzen immer noch in der gleichen Stellung auf einem Kissen oder einem Stuhl. Jetzt kippen Sie Ihr gesamtes Bein (nicht nur den Fuß) nach außen. Sie stehen jetzt auf dem Außenrand Ihres Fußes und haben mit der vierten und fünften Zehe noch Bodenkontakt. Ferse und Unterschenkel sollten eine Linie bis zum Knie bilden.
- Legen Sie anschließend zwei Finger von unten an Ihren Großzehenballen. Versuchen Sie, gegen den leichten Führungswiderstand Ihrer zwei Finger den Fußballen nach innen unten vorn zu drehen. Sie müssen den Boden nicht erreichen. **(1)**, **(2)**
- Halten Sie die Endposition. Finger und Ballen bauen für sechs Sekunden eine gegenseitige muskuläre Haltespannung auf. Anschließend drücken Ihre Finger gegen den Widerstand des Fußballens die Innenseite in einer Drehbewegung wieder nach oben außen. **(3)**

Der Daumen als **Beispiel**

Sie können sich für diese Übung an der Bewegung des Daumens Ihrer Hand beim Greifen ein Beispiel nehmen. Der Daumen lässt sich nach innen unten zu Ihrer Handfläche drehen, ohne dass Sie dabei die ganze Hand drehen müssen, wohingegen der erste Zehenstrahl eine geringere Beweglichkeit als der Daumen hat. Der erste Zehenstrahl vollzieht aber in der beschriebenen Übung eine ähnliche Bewegung: Die Ferse bleibt stabil, der große Zeh nähert sich drehend dem Boden.

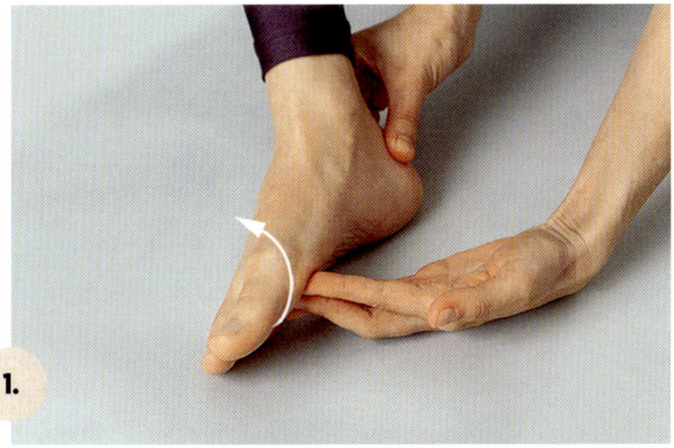

1.

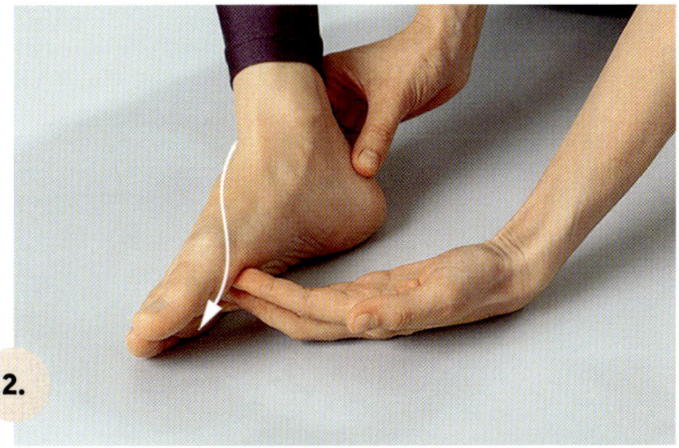

2.

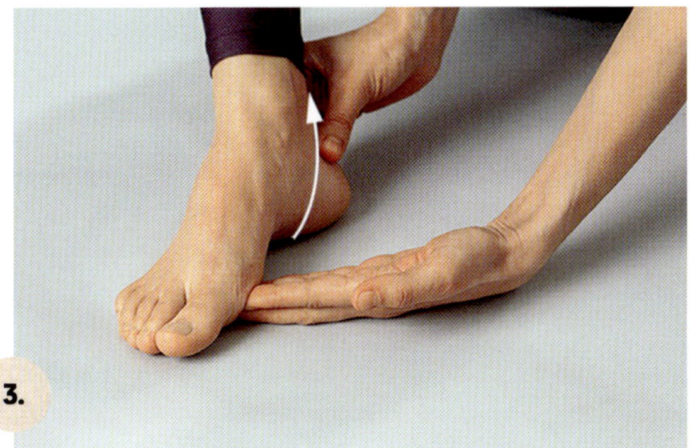

3.

Denken Sie an eine Spirale. Kippen Sie bei der Bewegung bitte Ihre Ferse keinen Millimeter nach innen oder außen! Sie verbessern mit dieser Übung die Kraft der Muskeln, die das Quergewölbe Ihres Fußes bilden und gegen das Spreizen des Mittelfußes wirken. Ganz besonders trainieren Sie die Muskeln, die für die Stabilität des ersten Mittelfußknochens verantwortlich sind.

- Wenn Sie die Übung gut beherrschen, versuchen Sie, die Spiralbewegung Ihres Fußes ohne den Widerstand Ihrer Finger auszuführen. Sie können sich im Bereich des Rists mit einer massierenden Hand unterstützen. **(1)**
- Versuchen Sie jetzt zusätzlich, Ihre große Zehe in die Länge zu strecken. Sollte Ihnen dies noch nicht möglich sein, bewegen Sie Ihr nach außen gekipptes Bein zurück in die Grundstellung mit geradeaus platziertem Fuß und Knie. Ihre Ferse steht gut aufgerichtet. **(2)**
- Ziehen Sie drehend an Ihrer großen Zehe, bis der Zehennagel exakt parallel zum Boden steht.
- Jetzt fixieren Sie diese Stellung mit Ihrem Zeigefinger und drücken mit Ihrem Daumen den Großzehenballen im Sinne des Bogens auf den Boden. Die andere Hand spannt die Haut in Richtung der kleinen Zehe und gibt ebenfalls einen kleinen fixierenden Druckimpuls auf den Außenrand des Fußes.

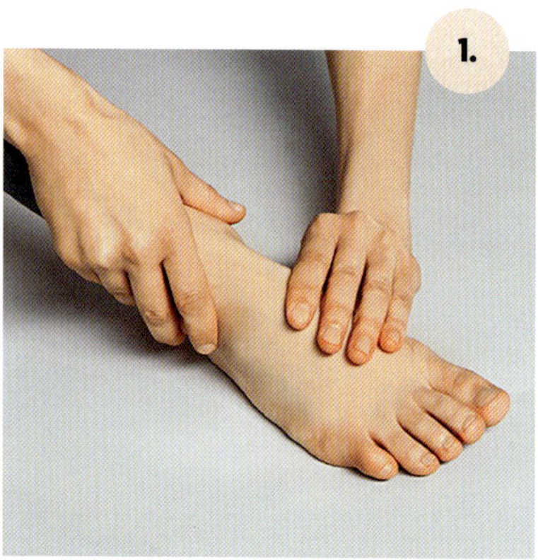

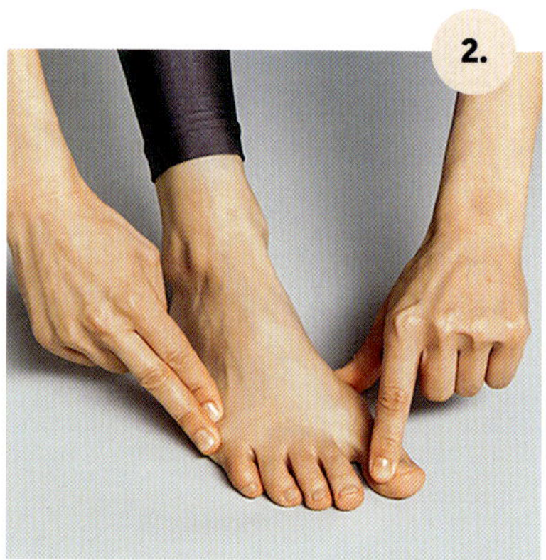

Tapes stützen den Fuß

Die flexible Fixierung des Hallux valgus und des ersten Mittelfußknochens

Um die Stellung des ersten Mittelfußknochens und Ihrer großen Zehe längerfristig nach dem Üben zu stabilisieren, ist es günstig, über die Dauer von acht bis sechzehn Monaten immer wieder ein elastisches Tape aufzukleben. Es sollten dabei keine allergischen Reaktionen der Haut auftreten. Legen Sie zur Erholung der Haut auch immer wieder eine Pause ein, damit sie nicht wund wird. Bei geübter Handhabung des Taping können Sie das Tape zur Schonung der Haut vor dem zu Bett gehen entfernen. Ihre Haut bekommt dadurch eine kleine Atempause in der Nacht. Verwenden Sie das Tape aber am Tag bei der Belastung der Füße durch das Gehen. Wenn Sie zu allergischen Reaktionen neigen, nach einmaliger oder mehrmaliger Anwendung eine allergische Reaktion auftritt oder sich auch ein wiederkehrendes und längeres Jucken mit einer intensiven Hautrötung zeigt, ist es für Sie nicht möglich, ein Tape zu verwenden. Bei einer besonders starken Schweißbildung des Fußes ist ebenfalls davon abzuraten. Wenn sich das Tape unangenehm oder schmerzend anfühlt, entfernen Sie es umgehend. Bei Unsicherheiten sollten Sie sich mit einem Physiotherapeuten bzw. einer Physiotherapeutin mit einer Ausbildung in Taping in Verbindung setzen.

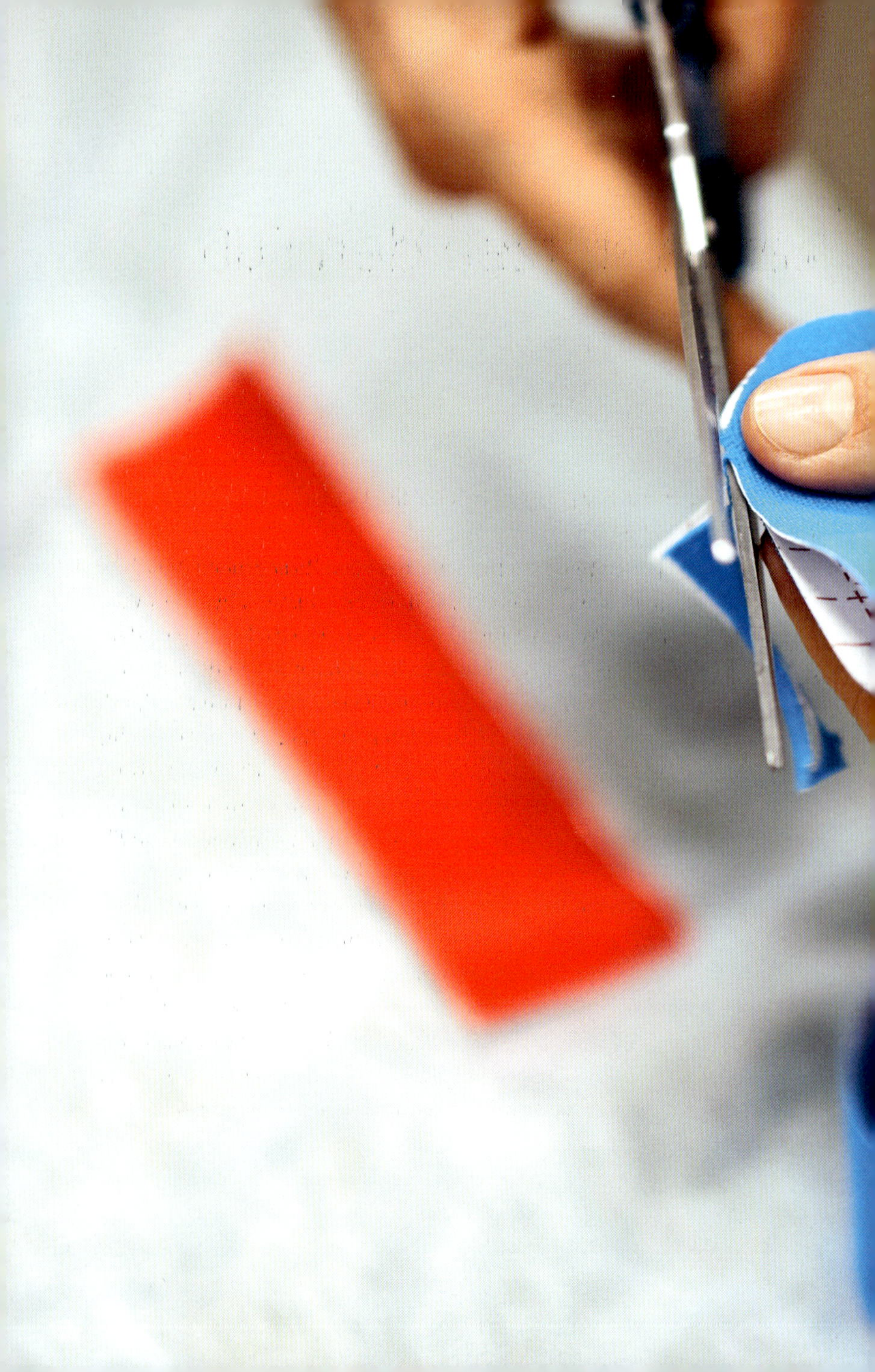

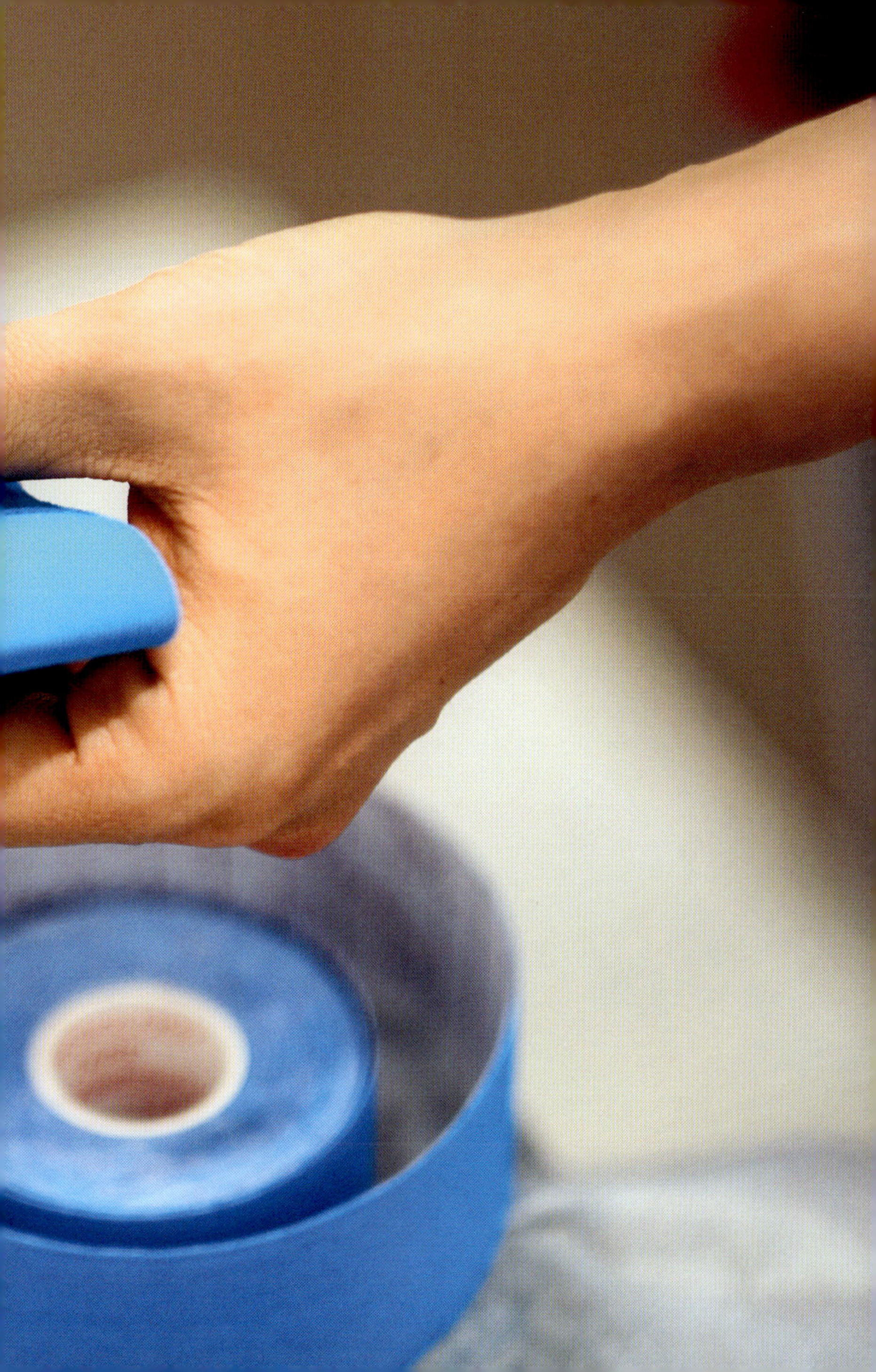

Kleben Sie das Tape auf Ihre möglichst fettfreie, also nicht eingecremte Haut. Das Tape wird dadurch länger und besser haften, in der Regel ein bis fünf Tage oder länger, je nach Haut und Tapematerial. Sie können mit dem Tape duschen oder baden, sollten es aber vor allem in der kalten Jahreszeit nach dem Kontakt mit Wasser mit einem Handtuch trockentupfen. An den Klebestellen entfernen Sie bitte alle Haare. Zum möglichst schmerzfreien Entfernen können Sie Öl auf das Tapematerial aufbringen und einwirken lassen. Lesen Sie außerdem die Packungsbeilage des Herstellers.

Das richtige Material

Leider ist von außen in der Regel nicht erkennbar, welches Tape qualitativ gut und welches weniger gut ist. Ich empfehle in der Praxis zwei unterschiedliche Marken: Flexotape® und Curetape®. Das Tape sollte außerdem keine allergischen Hautreaktionen hervorrufen, für mindestens einen Tag gut anheften und beim Kauf je Rolle eine Länge von 5 m besitzen und 5 cm breit sein.

So funktioniert das Tapen

Das Material besteht aus einem elastischen Stoff, Kleber und Papier. Sie benötigen deshalb eine gute Schere. Auf dem Papier befindet sich eine Zentimeterangabe. Ein dickerer Strich markiert eine Länge von 5 Zentimetern.

Als erstes erfolgt die Korrektur des ersten Mittelfußknochens, der mit allen anderen Mittelfußknochen das Quergewölbe bildet.

1. Schneiden Sie ein 13 Zentimeter langes und fünf Zentimeter breites Tape und runden Sie die Ecken ab.

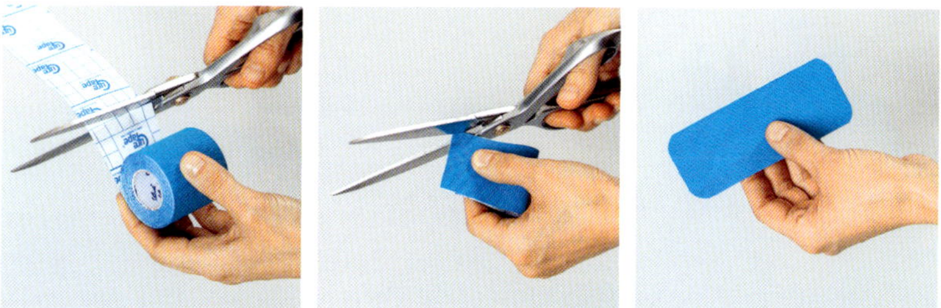

2. Reißen Sie das Papier des Tapes auf Höhe von zwei bis drei Zentimetern einmal durch und ziehen Sie das kurze Stück ab. Auf der anderen Seite falzen Sie das gelöste Papier.

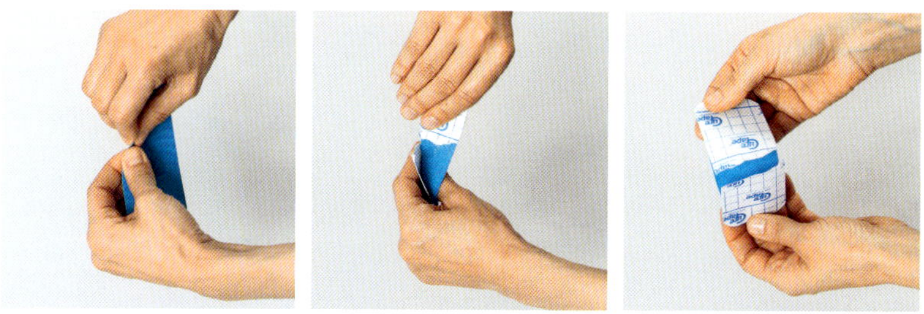

3. Kleben Sie den Anfang des Tapes nach Abziehen der ersten zwei Zentimeter locker und ohne Zug auf die Oberseite des ersten Mittelfußknochens auf. Dies wird als Basis bezeichnet. Legen Sie für einen gleichmäßigen Zug in der ganzen Breite des Tapes Ihren ziehenden Finger quer auf.

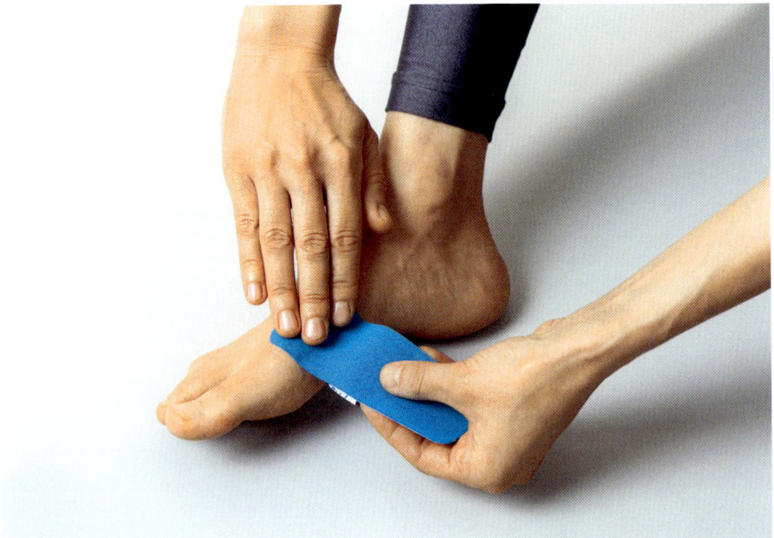

4. Ziehen Sie das Tape und kleben Sie es unter starkem Zug auf der Unterseite Ihres Vorfußballens fest. Ziehen Sie dabei die Haut der Fußsohle in Kleberichtung, damit so wenig Falten wie möglich entstehen.

5. Legen Sie Ihren ziehenden Finger quer auf, um einen gleichmäßigen Zug in der ganzen Breite des Tapes zu gewährleisten. Reiben Sie über das bereits festgeklebte Tape, um den Kleber zu aktivieren.

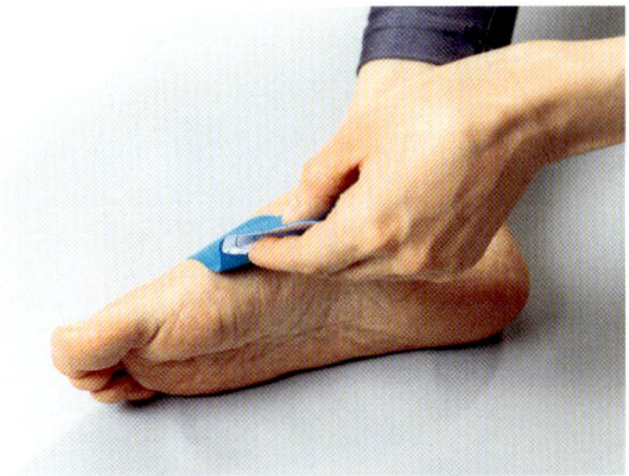
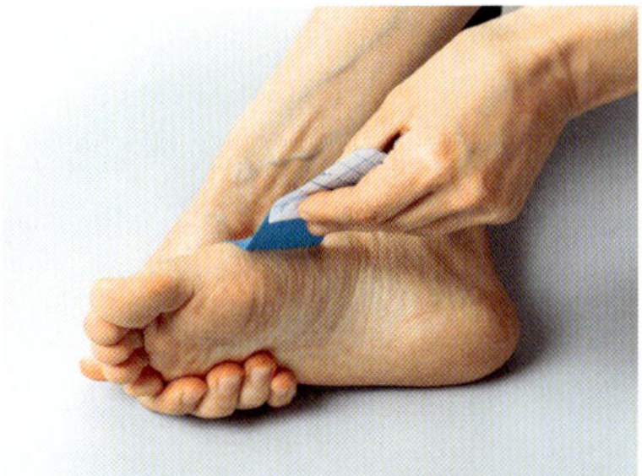
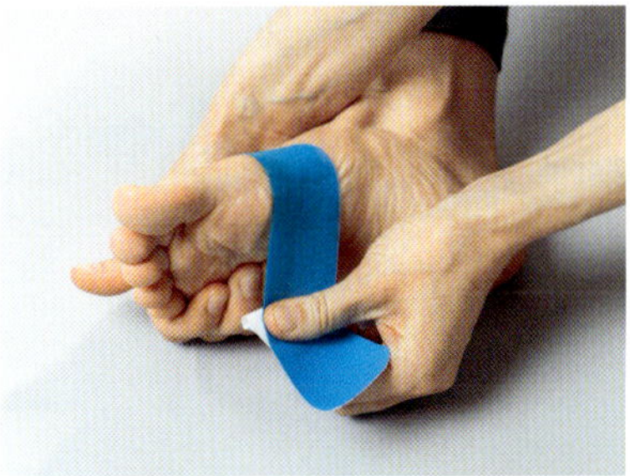
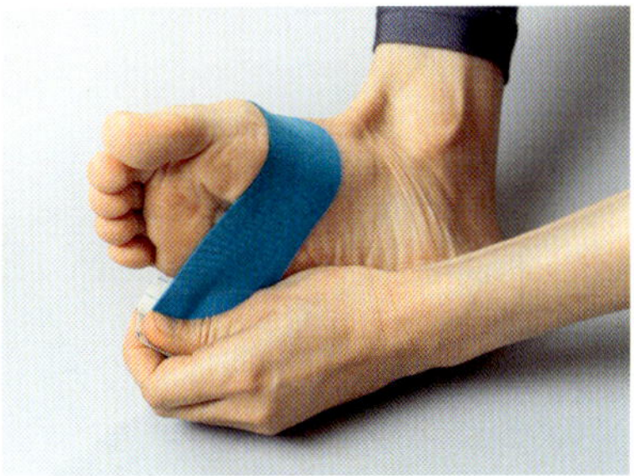
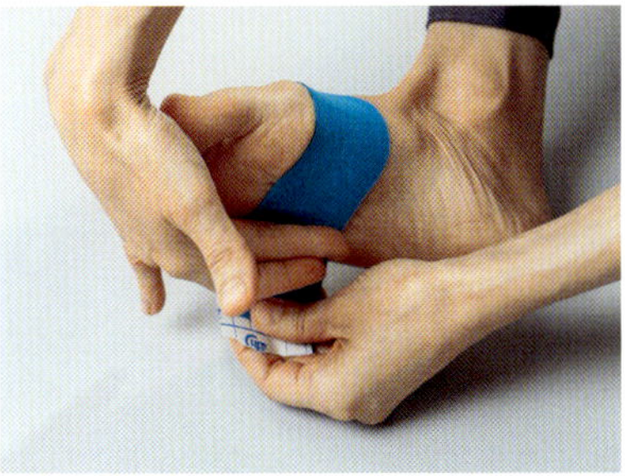

6. Fixieren Sie nun nach Entfernen des Papiers das nächste Stück unter Zug.

7. Die letzten zwei Zentimeter kleben Sie bitte ohne Zug auf die Oberseite Ihres fünften Mittelfußknochens auf. Dies wird wieder als Basis bezeichnet.

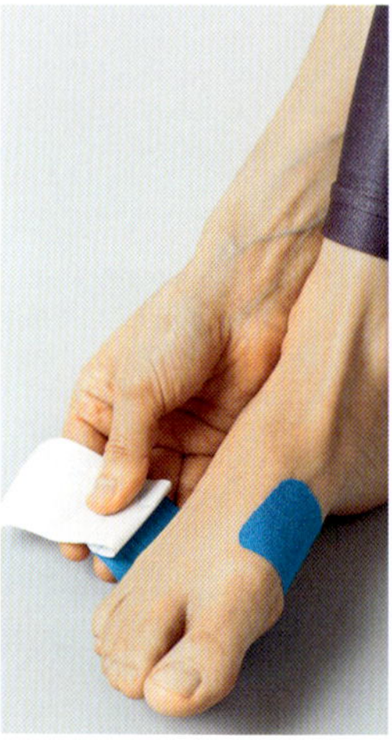
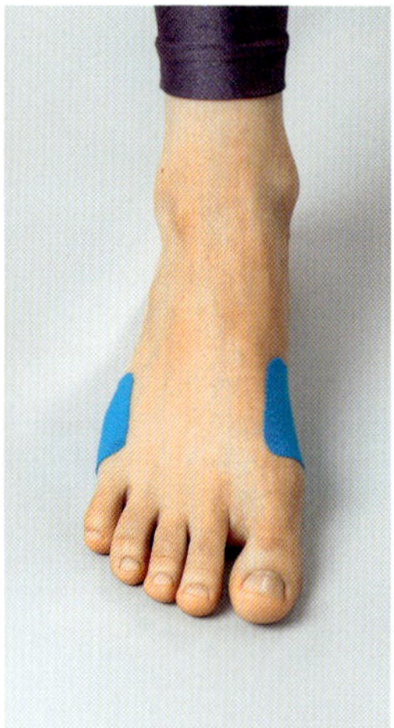
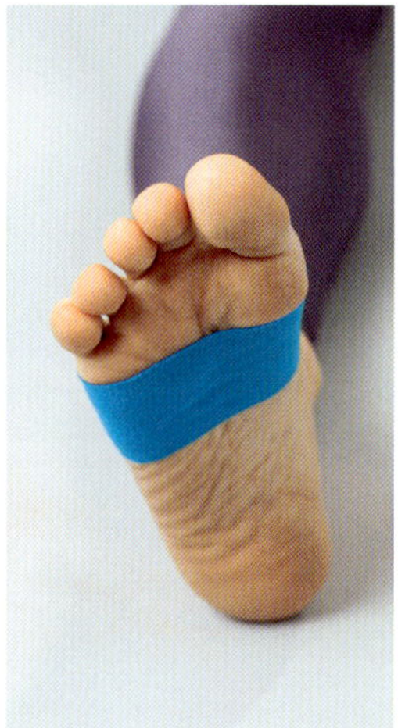

Nach der Fixierung des Tapes sollte der erste Mittelfußknochen eine leicht nach innen gedrehte Stellung einnehmen und eine Entspannung eintreten. Bei zu viel Zug fühlt sich der Vorfußballen eingesperrt an, bei zu wenig Zug können Sie leicht versetzt ein zweites Tape aufkleben. Sollte Ihnen das Tape für einige Stunden Hilfe bieten, sich danach aber unangenehm anfühlen, entfernen Sie es. Sollte das Tape schlecht halten oder sollten Falten beim Setzen entstanden sein, entfernen Sie es umgehend und versuchen es von Neuem.

Jetzt erfolgt die Korrektur der großen Zehe, hier mit einem roten Tape.

1. Legen Sie das Tape der Länge nach an der Innenseite Ihres Fußes vom großen Zeh bis zur Ferse an. Schneiden Sie das Tape in der Länge von etwa zwei Dritteln Ihrer gemessenen Fußlänge ab. Runden Sie alle Ecken ab.

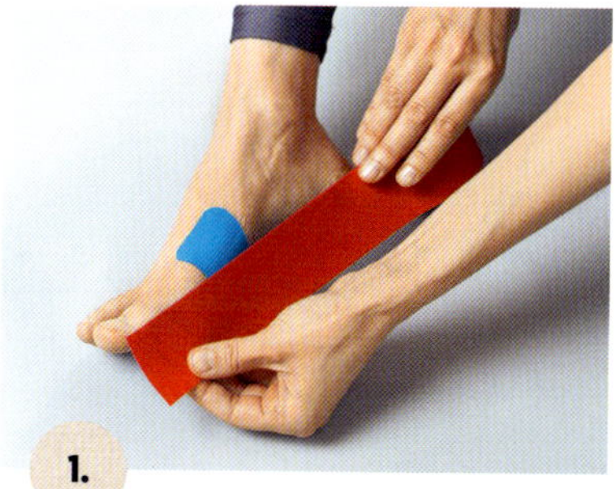

1.

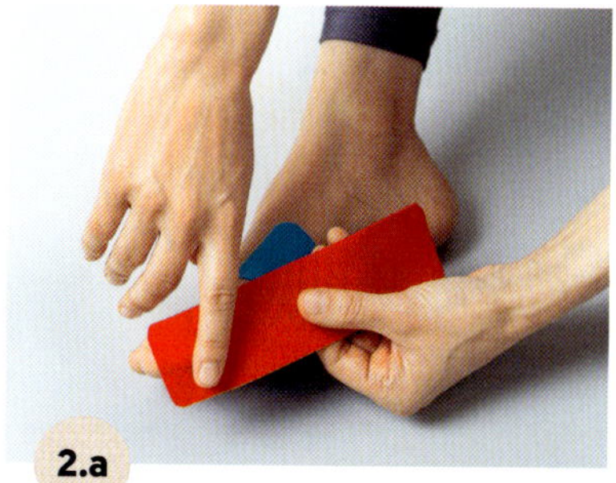

2.a

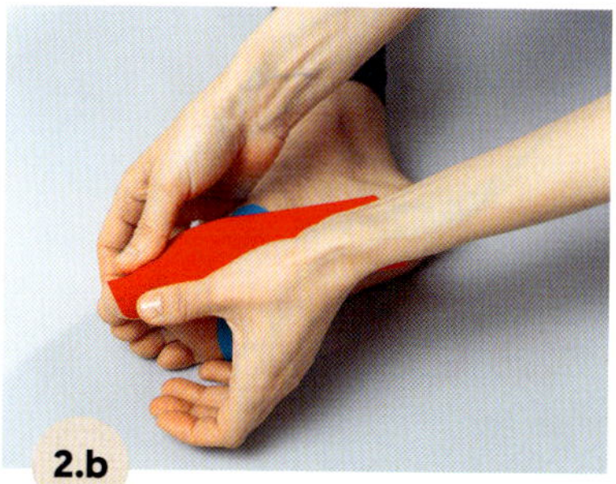

2.b

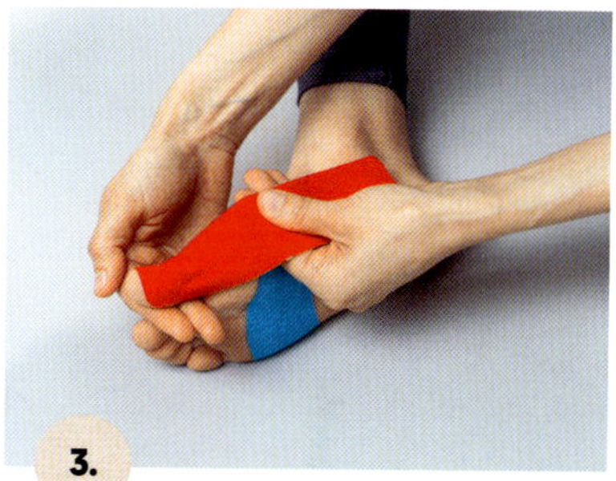

3.

2.a+b Kleben Sie den Anfang des Tapes nach Abziehen der ersten zwei Zentimeter des Papiers locker und ohne Zug auf die Unter- und Innenseite der großen Zehe auf.

3. Anschließend korrigieren Sie die Stellung Ihrer großen Zehe, indem Sie ein bis zwei Finger in den Raum zwischen großer und zweiter Zehe stecken. Jetzt ziehen Sie das Tape unter deutlichem Zug an der Innenseite Ihres Fußes entlang Ihres Gewölbebogens und kleben es auf.

An Ihrer großen Zehe sollte der Korrekturzug deutlich Auswirkungen zeigen. Reiben Sie über das schon festgeklebte Tape, um den Kleber zu aktivieren.

4. Nun kleben Sie das nächste Stück nach Entfernen des Papiers unter Zug fest.

5.a+b Die letzten zwei Zentimeter kleben Sie bitte ohne Zug auf die Innenseite der Ferse.

Diese Technik ist vor allem bei einem beginnenden und nicht besonders ausgeprägten Hallux valgus zu empfehlen. Ist Ihr Hallux valgus schon weiter fortgeschritten, ist der Zug des Tapes meist zu schwach, um eine Korrektur zu erreichen. Sie sollten aber trotzdem eine Entspannung der großen Zehe wahrnehmen. Sollten Schmerzen an der großen Zehe auftreten ist der Zug des Tapes zu stark und es entsteht zu viel Druck in das Großzehengrundgelenk.

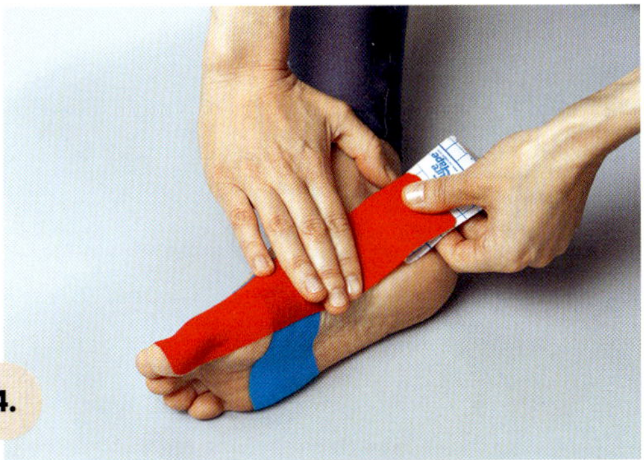

4.

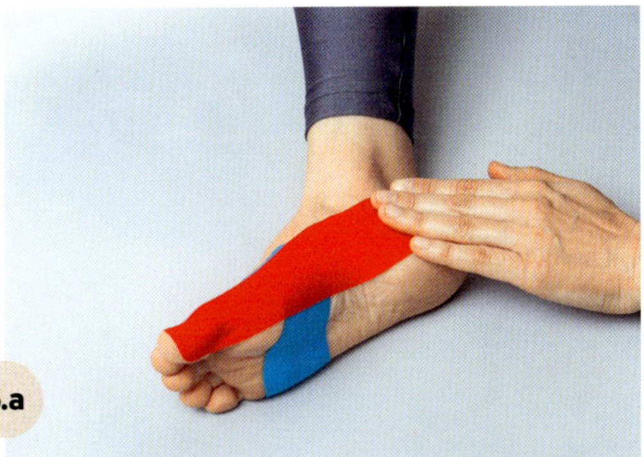

5.a

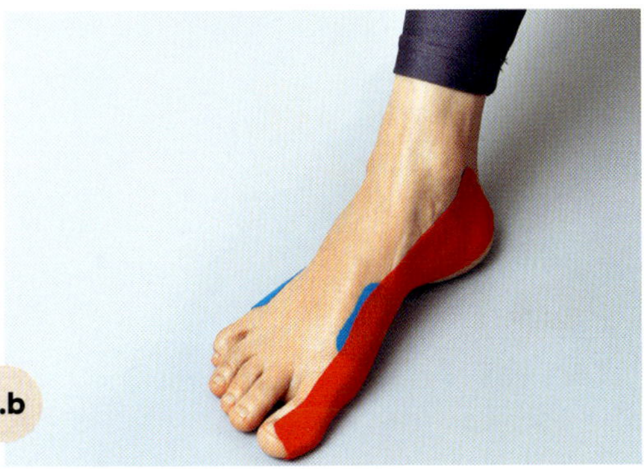

5.b

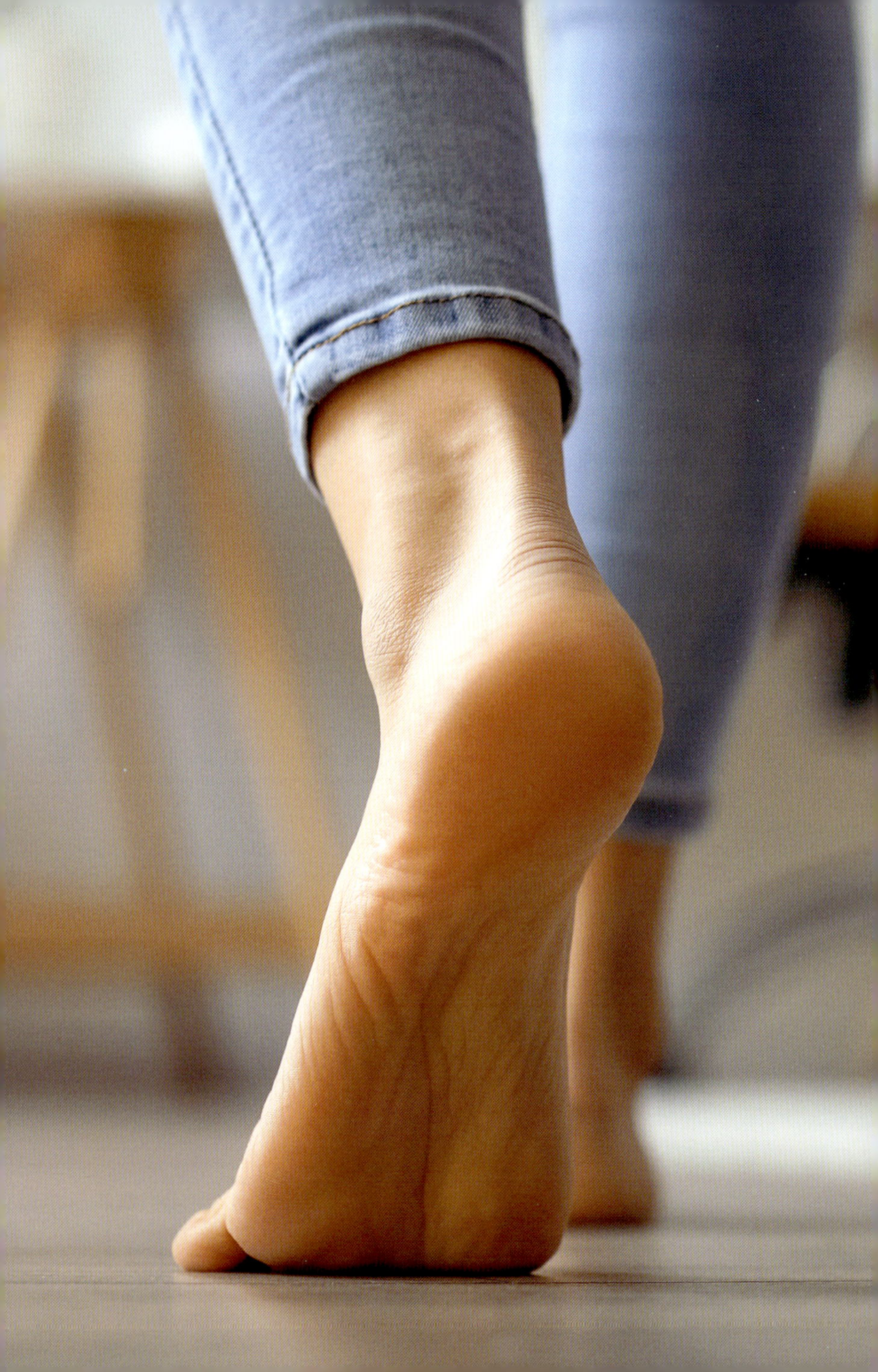

Der **dritte** Schritt

Die stabile Ferse und die Balance der Körpermitte

Ihr Fuß ist ein feines, sensibles Messinstrument für die gesamte Körperkoordination während des Gehens – ein Spiegel. Ihr Gehirn bekommt durch die Rezeptoren der Fußsohle eine Rückmeldung: Die Fußfühler werden dem Gehirn melden, wenn Ihr Fuß wackelt oder ungleichmäßig belastet ist. Um einen Hallux valgus zu vermeiden oder zu lindern, ist die Stabilität Ihrer Ferse bei Belastung von besonderer Bedeutung. Beim Gehen berührt Ihr Fuß als Erstes mit der Ferse den Boden, es folgt der Außenrand bis zur kleinen Zehe und zum Schluss der Großzehenballen mit der großen Zehe. Bei einem Hallux valgus ist es besonders wichtig, die Belastung möglichst gleichmäßig zwischen Ferse, kleiner Zehe und großer Zehe auf die ganze Fußsohle zu verteilen, nicht mit der Ferse nach innen zu kippen und zu drehen und dadurch den ersten Mittelfußknochen mit der großen Zehe zu stark und den Außenrand mit der kleinen Zehe zu wenig zu belasten.

In der folgenden Übungsserie werden Sie die Aufrichtung der Ferse und die daraus resultierende gleichmäßige Belastung des Vorfußes üben und in Ihren Alltag integrieren. Das ist nach den vorhergehenden Übungen zum Fuß und der Möglichkeit der Korrektur durch das Taping einer Ihrer wichtigsten Schritte. Die Koordinierung Ihres Körpers über dem Fuß ist entscheidend. Im Zentrum Ihrer Aufmerksamkeit stehen nun die Stellung des Beckens und die Richtung Ihrer Knie.

Aufstehen und Hinsetzen – Die Skispringerin

- Setzen Sie sich auf einen Stuhl oder die Kante eines Hockers. Ihre Füße und Knie stehen im selben Abstand parallel zueinander hüftbreit auseinander. Sie zeigen geradeaus nach vorn. Ihr Kniegelenk ist ein wenig mehr als im rechten Winkel gebeugt. Ihre Fersen stehen dadurch hinter den Knien. Versuchen Sie, einen guten Bodenkontakt mit den Außenseiten Ihrer Fersen zu behalten und achten Sie auf die Auflage der großen und der kleinen Zehen. **(1)**
- Verlagern Sie jetzt Ihr Gewicht ausgehend von Ihrem Brustbein durch die Beugung im Hüftgelenk nach vorn unten **(2)**. Sie können sich eine Skispringerin am Start auf einem Balken sitzend vorstellen. Beobachten Sie bei der Gewichtsverlagerung nach vorn unten Ihre Knie und Füße. Sie zeigen weiter geradeaus. Drehen Sie Ihre Knie nicht nach innen (!) und verteilen Sie Ihr Körpergewicht auf die ganze Fußsohle, innen und außen.
- Wiederholen Sie diese Bewegung mehrmals. Sie können ein besonderes Augenmerk auf die großen und kleinen Zehen richten, die gestreckt auf dem Boden aufliegen.

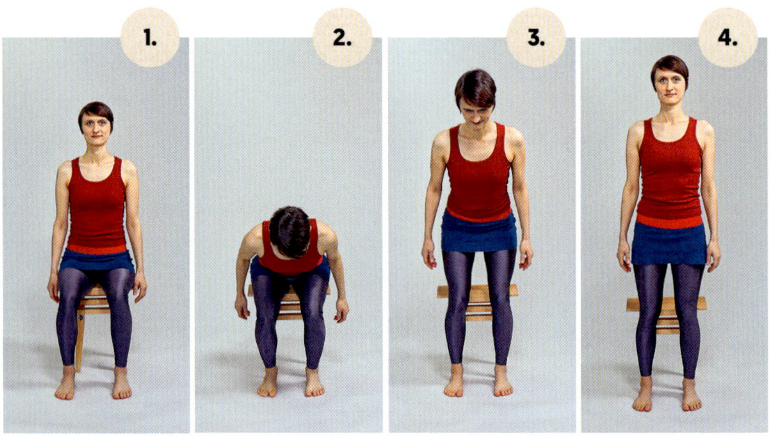

- Versuchen Sie jetzt, Ihren Po langsam aus der Sitzposition nach oben zu bewegen **(3)**, **(4)**. Sie können währenddessen wieder Ihre Knie und Füße beobachten. Ihre Zehen liegen entspannt auf dem Boden und die Knie zeigen immer noch geradeaus. Wenn Sie Ihren Körperschwerpunkt zu weit nach vorn verlagern, werden sich Ihre Zehen einkrallen. Ist Ihr Schwerpunkt zu weit zurück, ziehen sich Ihre Zehen vom Boden in Richtung Fußrücken nach oben. Kippen und drehen Sie mit den Knien nach innen, wird der kleine Zeh den Bodenkontakt verlieren.
- Gelingt Ihnen eine gleichmäßige Verlagerung Ihres Körpergewichts über den Füßen, liegen Ihre Zehen entspannt in der Länge auf dem Boden. Versuchen Sie, diese Bewegung mehrmals zu wiederholen. **(1)–(3)**.
- Als Nächstes stehen Sie wie eine Skispringerin am Absprungtisch auf, indem Sie Ihr Hüft- und Ihr Kniegelenk strecken **(4)**.
- Wiederholen Sie den Bewegungsablauf beim anschließenden Hinsetzen in umgekehrter Reihenfolge.
- Integrieren Sie diese Übung in Ihren Alltag, indem Sie bei jedem Aufstehen und Hinsetzen üben.

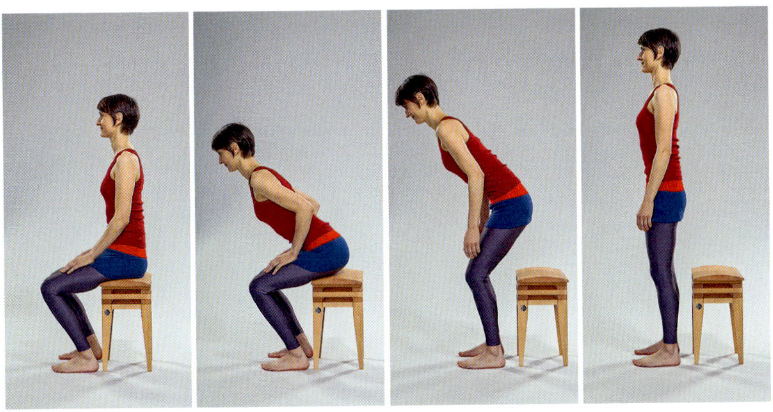

Der ausgewogene Stand

Um Ihre Fersen genau ins Lot zu stellen und aufzurichten, stellen Sie sich vor einen Spiegel.

- Verteilen Sie Ihr Körpergewicht gleichmäßig auf beide Füße. Beide Füße und beide Knie zeigen geradeaus. Um dies zu bewerkstelligen, drehen Sie Ihre Knie ausgehend von den Oberschenkeln nach innen oder außen – je nachdem, wohin Ihre Knie spontan zeigen. In den meisten Fällen werden Sie bei geradeaus zeigenden Füßen Ihre Oberschenkel und Knie nach außen drehen müssen, da die Knie nach der Korrektur der Füße in eine gerade Stellung bei einem Hallux valgus meist nach innen zeigen. **(1)**

1.

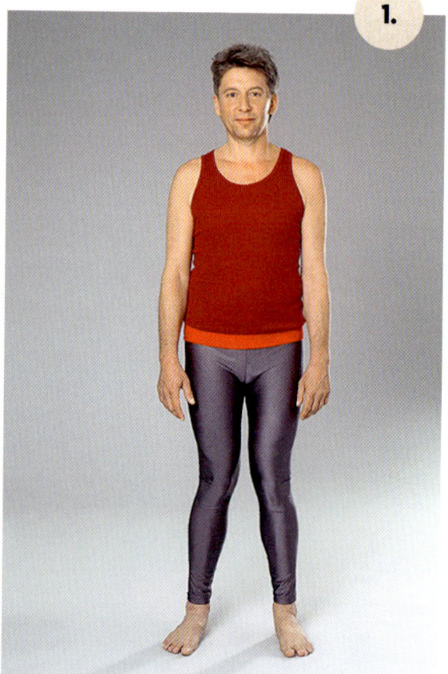

2.

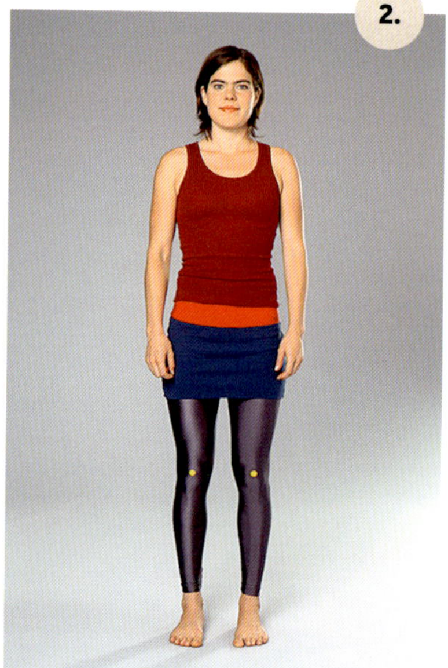

- Sie können sich für diese Übung zwei Klebepunkte auf die Mitte Ihrer Knie kleben oder Sie malen sich mit einem Stift zwei »Knieaugen«.
- Achten Sie nach dem Drehen der Knie darauf, dass Ihre Füße exakt geradeaus zeigen. Sie können sich dafür eine Linie von Ihren Knieaugen zum Zwischenraum von erster und zweiter Zehe denken. **(2)**
- Sie werden jetzt bemerken, dass Ihr Ferse vor allem von der Mitte bis zum äußeren Rand belastet ist und auch der äußere Rand des Fußes mehr Druck als gewohnt erfährt. Der Druck erreicht auch wieder Ihre kleine Zehe.
- Drücken Sie bitte dabei nicht Ihre Knie nach hinten durch. Ihre Knie sind gestreckt, sie besitzen aber ein kleines Spiel.
- Ihre große Zehe mit dem Großzehenballen sollte trotz der Aufrichtung des Fußgewölbes durch die Aufrichtung der Ferse noch Bodenkontakt haben.

Sollte dies nicht möglich sein, haben Sie bereits einen deutlichen Hallux valgus erworben und können es tolerieren, dass die Großzehe und deren Ballen nicht den Boden berühren. Durch die Übungen mit dem Fuß können Sie die Auflage Ihrer großen Zehe mit der Zeit verbessern.

- Nehmen Sie jetzt eine Hand zu Ihrem Schambein. Die zweite Hand legen Sie mit dem Handrücken auf Kreuzbein und Lendenwirbelsäule.
- Stellen Sie sich den Raum zwischen Ihren beiden Händen als eine große Kugel vor. Ziehen Sie mit Ihrer Bauchmuskulatur und dem Beckenboden Ihr Schambein in Richtung des Bauchnabels. Dadurch verlängert sich Ihr unterer Rücken und die Lendenwirbelsäule streckt sich. **(3)** → Seite 56
- Kippen Sie dabei bitte mit dem Oberkörper nicht nach hinten. **(4)** → Seite 56

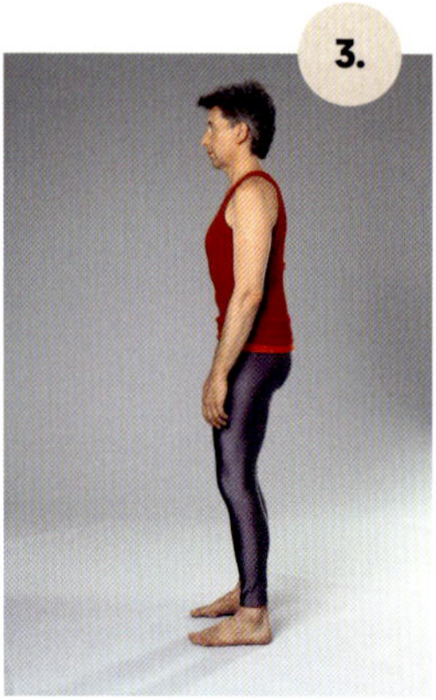

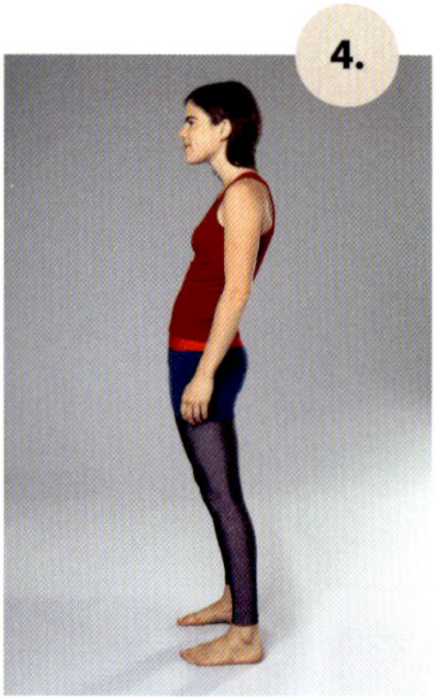

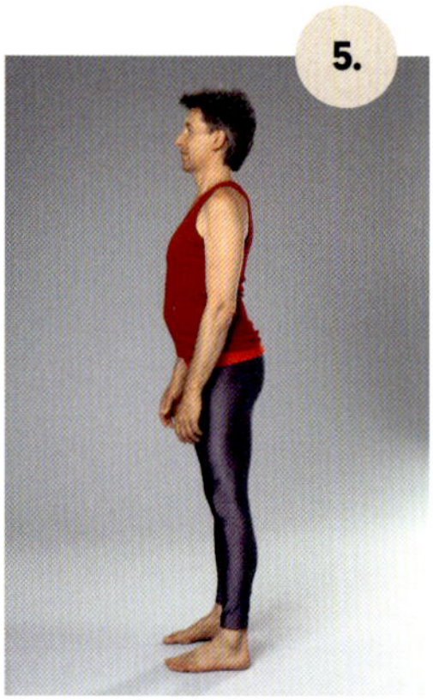

- Versuchen Sie, Ihr Körpergewicht gleichmäßig zwischen Ferse und dem Vorfußballen auszubalancieren. Ihre große und kleine Zehe können Sie wieder als Anhaltspunkte für die gleichmäßige Verteilung des Gewichts Ihres Körpers über dem Fuß verwenden. **(3)**
- Ist Ihr Körpergewicht zu weit hinten, werden Ihre Zehen nur noch wenig Druck auf den Boden ausüben oder sogar zum Fußrücken gezogen. **(4)** Ist Ihr Körpergewicht zu weit nach vorn verlagert, werden sich Ihre Zehen am Boden festkrallen. Drehen Ihre Knie sich nach innen oder außen, sind große und kleine Zehe nicht gleichmäßig belastet. **(5)**
- Rollen Sie mit dem Becken langsam vor und zurück und beachten Sie, in welcher Stellung sich das Aufrichten der Ferse für Sie leichter gestaltet.

Diese Übung lässt sich gut in den Alltag integrieren. Erfreuen Sie sich an allen Gelegenheiten, bei denen Sie flache Schuhe tragen und stehend warten – als fortgeschrittener Übender lassen Sie Ihre Arme einfach locker an der Seite hängen, wie auf den Fotos dargestellt.

Die richtige Balance

- Heben Sie mit geradeaus gerichtetem Knie und Fuß ein Bein an. Ihr Ziel ist es, die Balance auf einem Bein zu halten, ohne dass Ihre Ferse wackelt und Ihre Zehen versuchen, sich am Boden festzukrallen. Sie können sich zuerst an einem Stuhl oder Ähnlichem festhalten. **(1)**
- Ihr Becken ist wieder aufgerichtet und steigt auf der angehobenen Beinseite etwas nach oben und vorn. Versuchen Sie, das angehobene Bein mit dem Knie nach vorn zeigen zu lassen. **(2)**
- Sie werden bemerken, dass diese Aufgabenstellung auf der Beckenseite des stehenden Beines anstrengend ist. Sie trainieren dadurch auch gleichzeitig Ihre Oberschenkel und die seitliche und hintere Oberschenkel- und Hüftmuskulatur des stehenden Beines, dort, wo die unschönen »Reiterhosen« entstehen.

1.

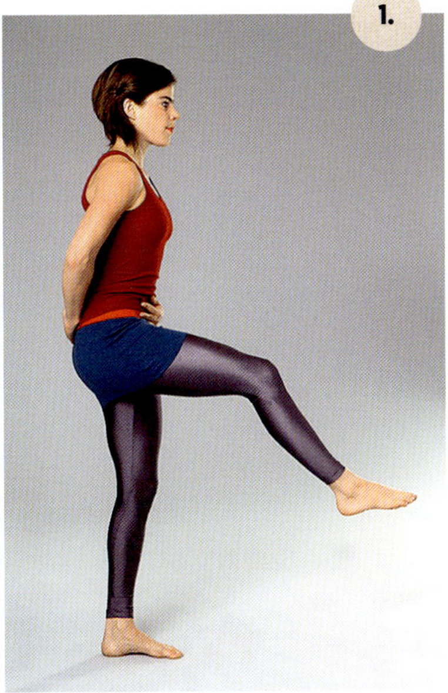

2.

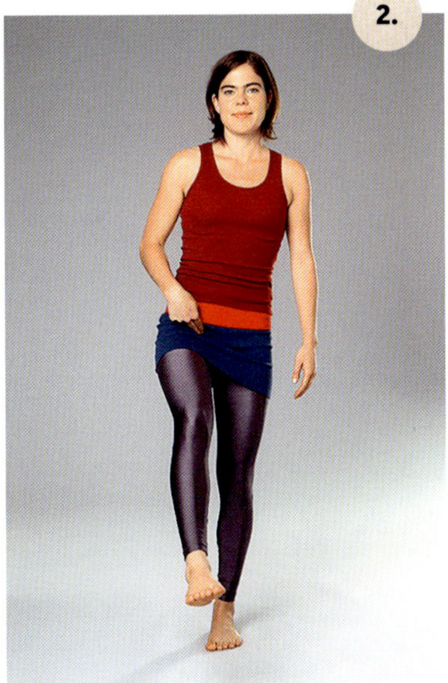

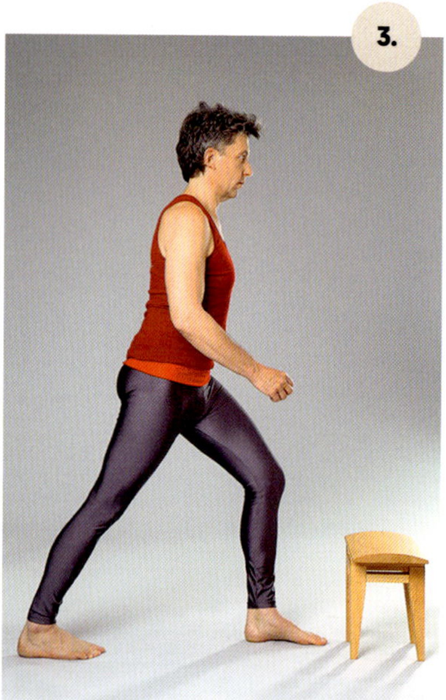

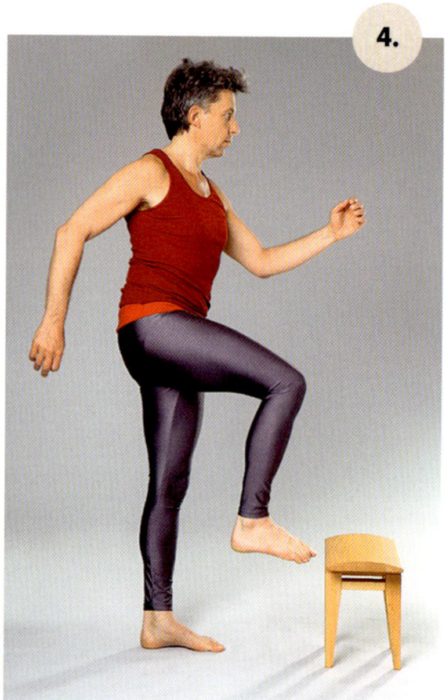

- Stellen Sie sich vor eine Treppe oder einen niedrigen Hocker und achten Sie vor allem auf die Stellung Ihres hinteren Fußes: Er zeigt geradeaus. **(3)**
- Schwingen Sie das hintere Bein nach vorn, bis Ihr Fuß auf der Treppenstufe oder dem Hocker steht. Wackeln Sie nicht auf dem stehenden Fuß und krallen Sie sich nicht mit den Zehen ein. Sie sollten mit dem Fuß ruhig und entspannt auf dem Boden stehen. Das schwingende Bein ist in jeder Phase der Bewegungen und an den Endpunkten geradeaus gerichtet. **(4)**, **(5)**

5.

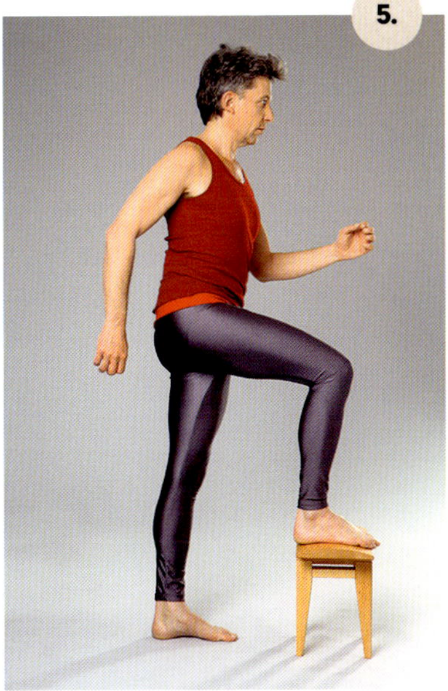

6.

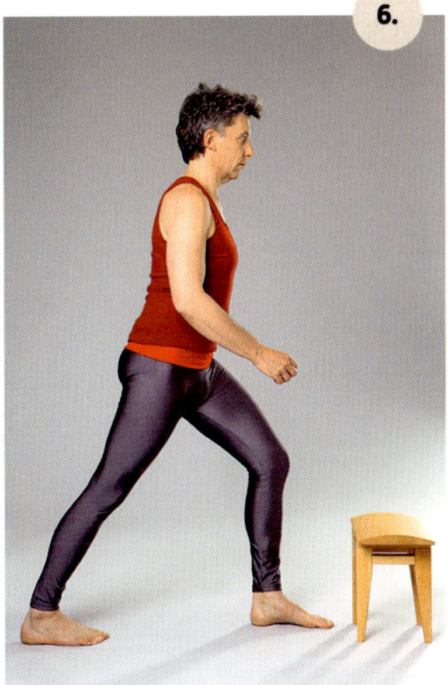

- Jetzt steigen Sie im umgekehrten Bewegungsablauf zurück. Wiederholen Sie die Übung, bis Sie die Bewegung ohne Unsicherheit ausführen. **(6)**
- Gehen Sie danach ein paar Schritte und beobachten Sie die Stabilität Ihrer Ferse.

Die Dehnung der Hüft und Beinmuskulatur

Die folgenden Übungen zur Dehnung sind für den langfristigen Erfolg Ihrer Bemühungen sehr wichtig. Ihr Gewebe hat sich an Ihre Art des Stehens und Gehens gewöhnt, Muskelhüllen [Faszien] und Sehnen sind verkürzt oder Muskeln verspannt. Die Dehnung verkürzter und verspannter Beinmuskulatur wird für Wohlbefinden sorgen.

Versuchen Sie bei den beiden im Folgenden beschriebenen Übungen zunächst, die jeweilige Dehnstellung einzunehmen, bis ein leichter, durchaus angenehmer Zug in Sehnen und Muskeln entsteht. Trotz der für Sie am Anfang vielleicht schwierigen Position sollten Sie ruhig durchatmen und sich entspannen, um Widerstand aufzulösen und nicht mit aller Kraft gegen ihn anzukämpfen. Nach 30 bis 120 Sekunden Halten gehen Sie in kleine, schwingende, fließende Bewegungen über. Ein bisschen Zug, wieder entlasten, wieder neuer Zug. An den Umkehrpunkten weich und zart in die entgegengesetzte Richtung bewegen. Denken Sie an das Räkeln einer Katze nach dem Schlafen.

Die erste Dehnung dient Ihren Waden, der Achillessehne und der Kniekehle.

- Gehen Sie in eine hüftbreite Schrittstellung, indem Sie ein Bein in einem großen Schritt nach hinten abstellen. Beide Füße und Knie zeigen wieder geradeaus. **[1]** Ihre Ferse sollte am Boden stehen können. Ihr vorderes Bein wird im Knie gebeugt, ohne dass Sie den Fersenkontakt des hinteren Fußes verlieren. Vor allem am hinteren Fuß ist das am Anfang nicht ganz leicht und erfordert von Ihnen wieder die Übung Ihres Gleichgewichts.
- Achten Sie auch wieder auf eine hüftbreite Stellung Ihrer Füße und Knie. Ihr Bauchnabel befindet sich exakt in der Mitte zwischen beiden Beinen [sehr wichtig!].

- Strecken Sie die Beinrückseite des hinteren Beines mit der Kniekehle und verankern Sie Ihre Ferse nach hinten außen, lassen Sie sie also nicht nach innen kippen. **(2)**
- Dann das Knie beugen und wieder strecken, bis der zuvor beschriebene Zug in der Wade und auch in der Kniekehle entsteht – üben Sie gemäß der obigen Beschreibung.
- Achten Sie wieder auf die ausgewogene Balance der Belastung Ihrer Füße zwischen Ferse, kleiner Zehe mit Kleinzehenballen und großer Zehe mit Großzehenballen.
- Bleiben Sie jetzt in der gedehnten Stellung der Waden und rollen Sie Ihr Becken wie bei der ersten Standübung nach vorn oben in Richtung Bauchnabel. **(3)** → Seite 62 Jetzt sollte eine Dehnung auf der Vorderseite der Leiste und des Oberschenkels entstehen, ohne dass Sie die Dehnung von Kniekehle, Waden und Achillessehne verlieren.

1.

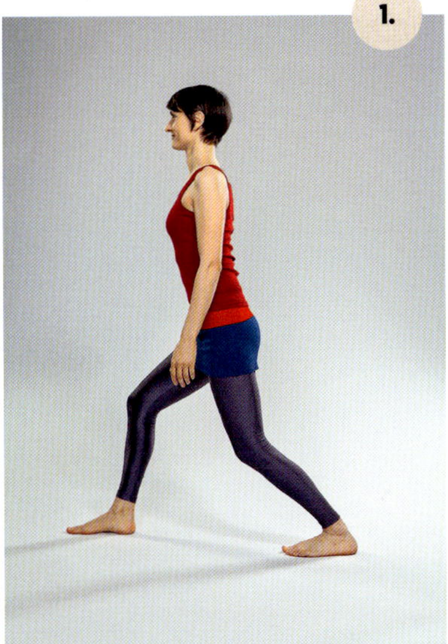

2.

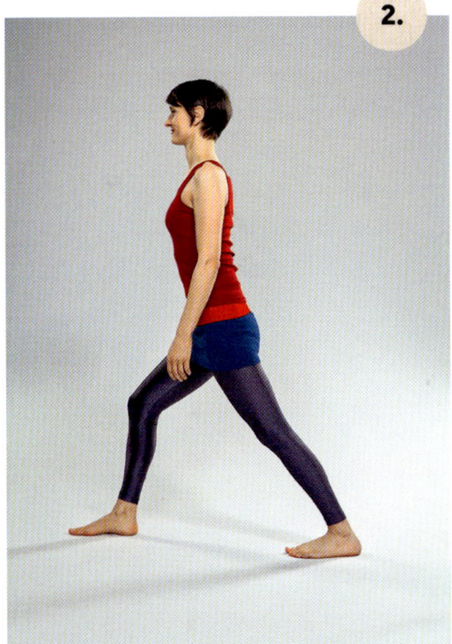

- Anschließend stellen Sie den hinteren Fuß leicht quer – er zeigt jetzt ausnahmsweise nach außen – und wiederholen bei weiterhin gebeugtem vorderen Knie die Übung. Es entsteht ein Zug auf der Innenseite des Oberschenkels in Richtung Ihres Schambeins. Für eine bessere Balance können Sie sich dazu an einer Wand anlehnen.
- Wieder sind die Ausrichtung Ihrer Knie und die ausgewogene Belastung Ihrer Füße von entscheidender Bedeutung. Am vorderen Bein achten Sie darauf, die Kleinzehenseite genauso stark zu belasten wie die Seite der großen Zehe. Am hinteren Fuß versuchen Sie ebenfalls, nicht nach innen zu kippen. Es sollte bei dieser Dehnung auf keinen Fall ein Zug an der Innenseite des Kniegelenks entstehen. **(4)**

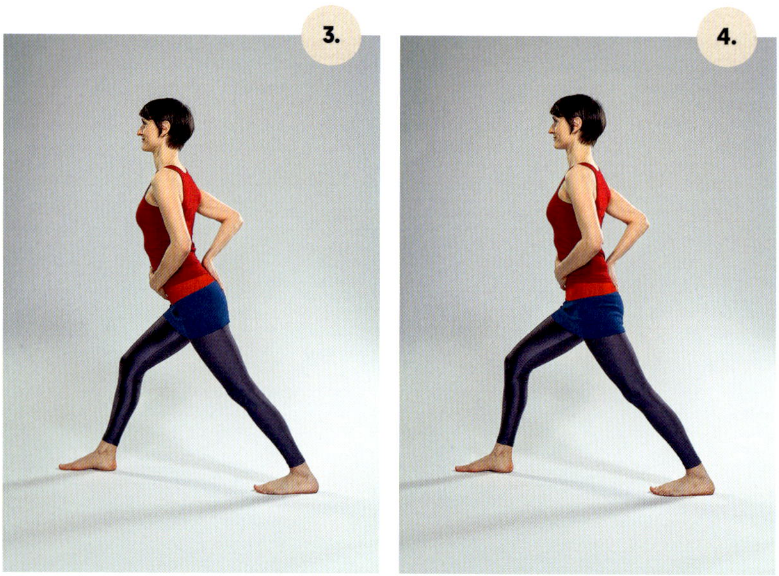

Der **vierte** Schritt

Die Integration der Übungen ins Gehen

Sie haben schon viel geübt. Die Feinmotorik Ihres Fußes und Ihr Gefühl für Balance auf und über Ihrem Fuß haben sich verbessert. Das Gewebe, Ihre Muskeln, Sehnen und Faszien haben sich durch das regelmäßige Dehnen verändert. Ihre Wahrnehmung für die Bewegung Ihres Beines und Ihres Fußes ist deutlich gesteigert. Jetzt sollten Sie Ihre Übungen für den Fuß langsam und stetig in das Gehen integrieren. Üben Sie im Gehen bitte jeweils nur einen der beschriebenen nächsten zwei Schritte, den »Bogen« oder die »Spirale«. Das gleichzeitige Üben der Bogenspannung im Moment des Abdrucks und der Spirale bei der Landung des Fußes mit beiden Füßen im Gehen ist nur bei einer sehr langsamen Gehgeschwindigkeit möglich. Um die Übungen bei einer normalen Gehgeschwindigkeit von 3 bis 5 Stundenkilometern zu integrieren ist es deshalb besser, sich mit beiden Füßen auf den Abdruck oder die Landung zu konzentrieren.

Der Bogen – Abdruckimpuls des Fußes

- Sobald Sie diese Übung am Boden sitzend gut beherrschen, ist es wichtig, die Spannung des Bogens im Moment des Abdruckes Ihres hinteren Fußes einzuüben.
- Gehen Sie dazu in Schrittstellung, indem Sie ein Bein in einem kleinen Schritt nach hinten abstellen. Ihr vorderes Bein wird im Knie leicht gebeugt, das hintere Bein ist gestreckt, Füße und Knie zeigen geradeaus. Ist die Außenseite Ihrer Ferse in Kontakt mit dem Boden? **(1)**, **(2)**
- Wenn Sie die ersten Male üben, ist der hintere Fuß wahrscheinlich nach außen gedreht und hat die Tendenz, mit der Ferse nach innen zu kippen.
- Achten Sie auch wieder auf eine hüftbreite Stellung Ihrer Füße und Knie. Ihr Bauchnabel befindet sich exakt in der Mitte zwischen den Beinen.
- Verlagern Sie jetzt das Gewicht Ihres gesamten Körpers langsam nach vorne auf das gebeugte Bein. Die Ferse des Fußes des hinteren Beins beginnt sich vom Boden zu lösen - schenken Sie dabei dem gleichmäßigen Kontakt von kleiner und großer Zehe mit dem Boden Ihre Beachtung. Dabei beugt sich auch das Knie des hinteren Beins und beginnt sich nach vorne zu bewegen. **(3)**

1.

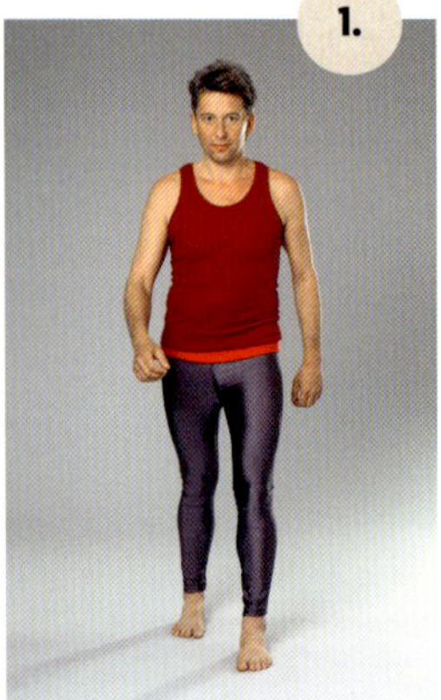

2.

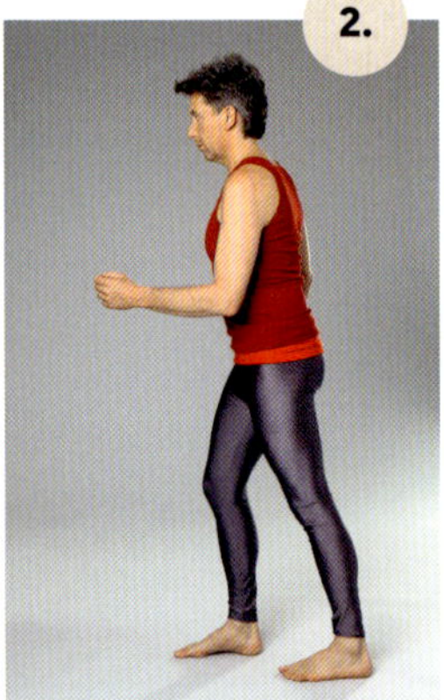

3.

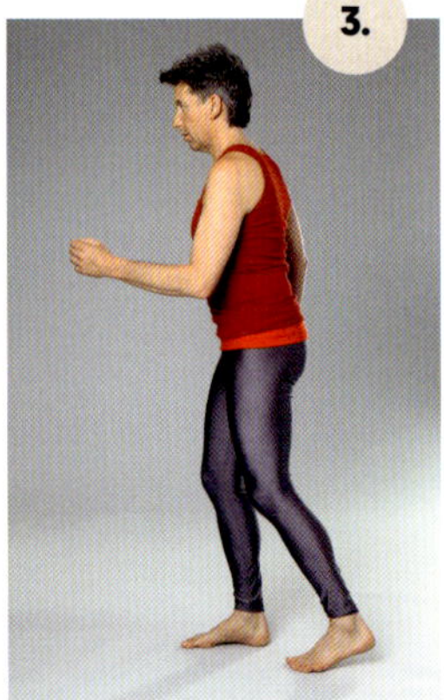

- Heben Sie die Ferse des hinteren Fußes nicht zu weit an, da ansonsten Ihre Zehengelenke durch die starke Biegung sehr stark belastet werden. Ihre Zehen werden umso mehr vor Überlastung geschützt, je früher Ihr Abdruck mit der Aktivierung der Bogenspannung Ihres Quergewölbes erfolgt!
- Bei einem weit fortgeschrittenen, bereits schmerzenden Hallux valgus dürfen bei dieser Übung keine Schmerzen an Ihrem großen Zeh und seinem Grundgelenk entstehen. Wählen Sie auch deshalb einen möglichst frühen Abdruckpunkt.
- Üben Sie den Moment des exakten Anhebens der Ferse mehrmals ein.

- Als Nächstes drücken Sie den Fuß mithilfe der Bogenspannung aktiv vom Boden ab. Aber bitte nicht zu fest! Das Quergewölbe spannt sich im Moment des Abstoßes vom Boden sanft an. **(1)**, **(2)**

1.

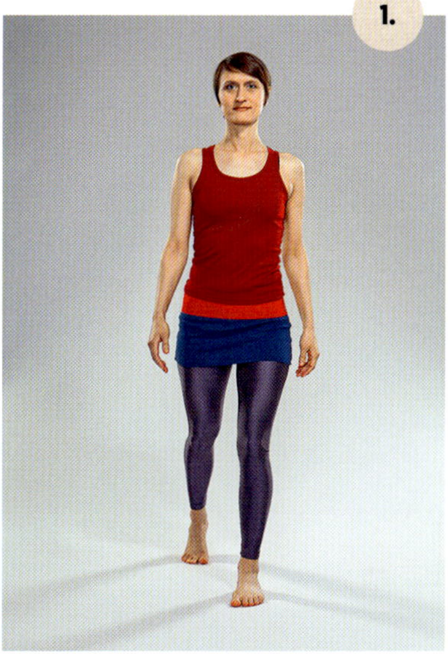

2.

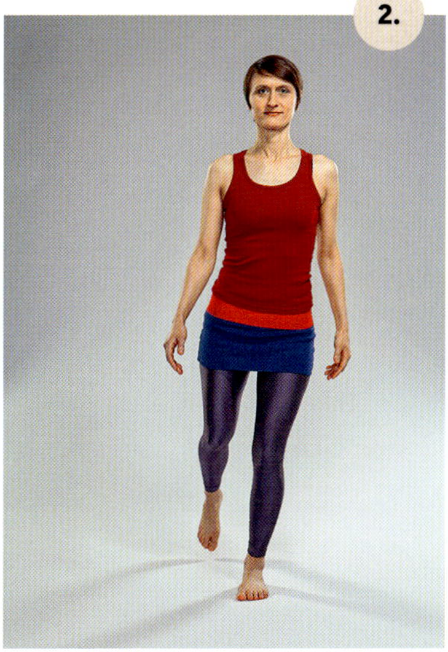

- Sollten Sie beim Abdruck Ihre Zehen nach oben ziehen, üben Sie bitte wieder im Sitzen die Streckung der Zehen mit gleichzeitiger Aktivierung des Bogens des Vorfußquergewölbes.
- Schwingen Sie durch den Impuls der Bogenspannung Ihr Bein nach vorn. Das Knie wird dabei gebeugt und zeigt geradeaus. **(3)**
- Gehen Sie langsam los und integrieren Sie die Übung des »Bogens« in Ihren Gang. **(4)**
- Beachten Sie dabei auch die seitliche Stabilität Ihres Beckens. Im Moment des Abdruckes Ihres Fußes steigt Ihr Becken auf der gleichen Seite nach oben vorn innen. Auf der Standbeinseite bildet Ihr Becken mit der Fuß- und Beinaußenseite möglichst eine Linie. Diese setzt sich bis in Ihre Achselhöhle fort. Sie können diese Aufgabe in den Bildern auch am Verlauf des roten Gürtels gut erkennen.

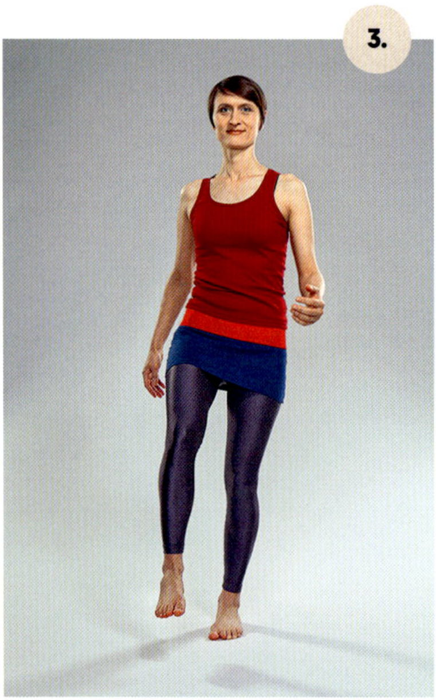

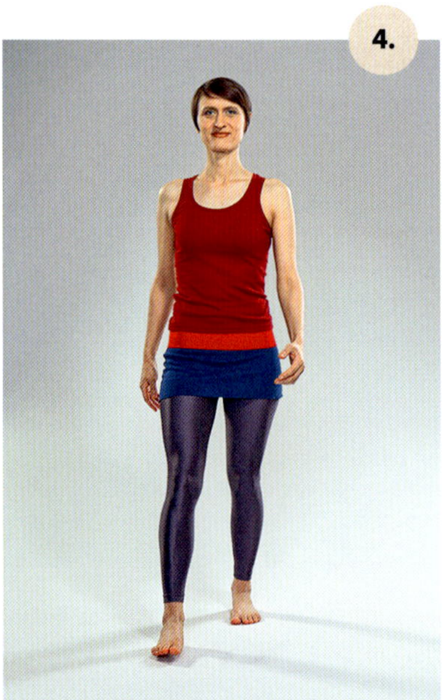

Die Spirale – Die Landung des Fußes auf dem Boden

Zu guter Letzt integrieren Sie die Übung der »Spirale« im Moment des Bodenkontaktes der Ferse des vorderen landenden Fußes ins Gehen. Strecken Sie dazu Ihre große Zehe in die Länge und zur Mittellinie zwischen beiden Füßen – die Zehen bitte dabei nicht nach oben spreizen! Ihr Fuß wird sich beim Kontakt der ganzen Fußsohle zur großen Zehe hin verlängern.

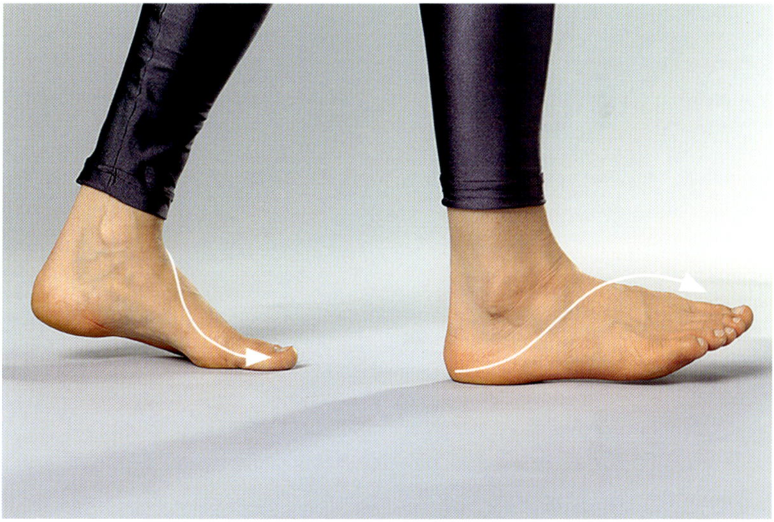

Kurz vor dem Abdruck [hinten], kurz vor der vollen Belastung [vorn]

Der **fünfte** Schritt: Die Kunst des Gehens

Grundprinzipien des menschlichen Gehens

Gehen ist Rhythmus und Schwingung und gleichzeitig die Suche nach der Leichtigkeit. Technisch ausgedrückt ist ein hoher Wirkungsgrad gegeben, wenn mit wenig Energie viel erreicht wird. Deshalb versuchen Sie in der folgenden Übungsanweisung alles Geübte nur zu erinnern und mit großer Achtsamkeit wahrzunehmen, inwieweit Sie das Gelernte bereits automatisiert haben. Gehen Sie los!

- Spüren Sie als erstes dem Gewicht der mit der Schwerkraft nach unten hängenden Arme nach. Können Sie jeden einzelnen Finger und Ihre loslassenden Hände mit der dem Fuß ähnelnden Gewölbespannung wahrnehmen?
- Vergleichen Sie die Spannung Ihrer beiden Hände. Gibt es einen besonderen Finger, auf den Sie Ihre Konzentration richten wollen?
- Pendeln Ihre Arme, und schwingen Sie durch die kleine Drehbewegung von Brustkorb und Brustwirbelsäule vor und zurück?
- Konzentrieren Sie sich auf die Drehbewegung. Sie löst Ihren Armpendel aus.
- Fühlt sich die Bewegung Ihrer Arme leicht an? Oder versuchen Sie mit Kraft die Pendelbewegung aus den Armen zu initiieren?
- Übertragen Sie jetzt das schwingende Gefühl Ihrer Arme auf Ihre Beine. Stellen Sie sich auch bei Ihren Beinen vor, dass sie wie Ihre Arme nach unten hängen. Dabei befinden sich die oberen Aufhängepunkte Ihrer Beine unterhalb des Zwerchfells an Ihrem Rippenbogen.

- Stellen Sie sich Ihre Beine als an Schaukelseilen aufgehängte Marionettenbeine vor. Ihr Bauch, Ihre Körpermitte schwingt Ihre Beine.
- Erinnern sie sich jetzt an die Landebewegung der Füße. Steht Ihre Ferse stabil, spüren Sie Ihre kleine Zehe in Kontakt mit dem Boden? Oder kippen Sie immer wieder mit dem Fuß nach innen und biegen dadurch die

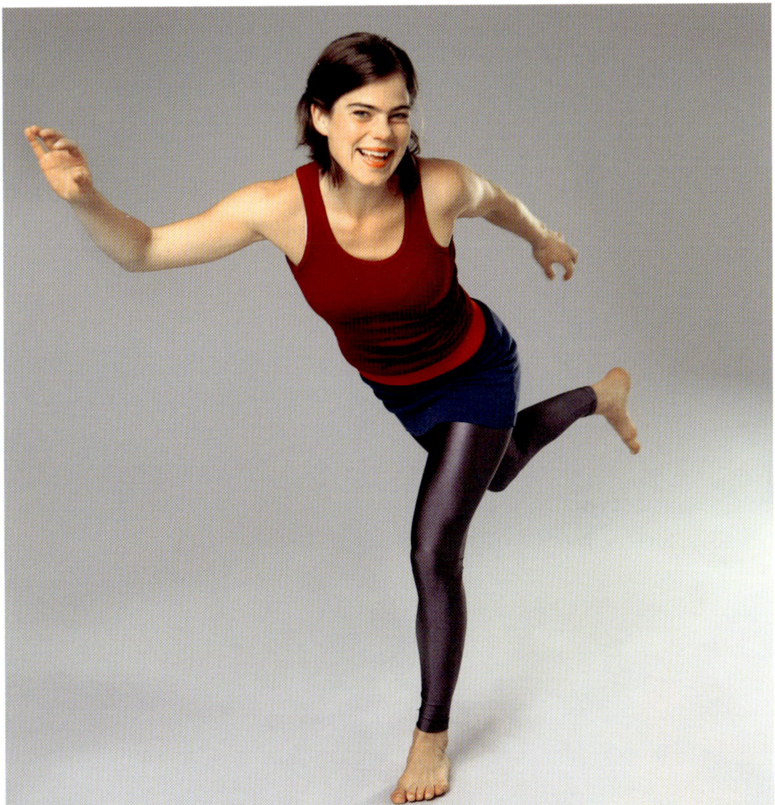

Die ganze Freude des Gehens: Schwingung und Leichtigkeit in Perfektion.

große Zehe beim Anheben der Ferse im Abdruck in Richtung zweiter Zehe?

- Ihre kleine Zehe ist Ihr geistiger Anker, um dies zu vermeiden. Ist Sie wie die ersten zwei Zehen beim Abdruck ebenfalls belastet, sind Sie erfolgreich.
- Bleiben Sie aber trotz meiner Anweisungen locker und schwingend. Es bedarf nur einer kleinen Aufmerksamkeit und keiner großen Anstrengung.

Ich gratuliere! Wenn Sie die letzte Übung erfolgreich in jeden Schritt integrieren, muss Ihnen um Ihre Füße nicht mehr bange werden. Sie können durch Ihr Bewusstsein großen Einfluss auf Ihren Hallux valgus nehmen – alles was Sie dafür brauchen, sind Zeit und die nötige innere Motivation.

Wenn Sie sich Hilfe holen möchten, würden meine Kolleginnen und ich uns freuen, Sie in der Fuß-Schule München begrüßen zu dürfen. Oder fragen Sie nach einer physiotherapeutischen Praxis in Ihrer Nähe. Als Lektüre empfehle ich Ihnen außerdem meine Bücher »Erste Hilfe für die Füße«, »Gesunde Knie ein Leben lang« und »Starke Körpermitte – Schritt für Schritt«. Dort finden Sie viele weitere Übungen rund ums Gehen. Dies wird Sie besonders bei der Integration der Fuß-Übungen in Ihren Gang unterstützen.

Die Integration in **den Alltag**

Bei täglicher Übung werden die Anfangsschmerzen geringer und Muskulatur und Bindegewebe werden sich langsam bessern. Sie werden spüren, wie sich Ihre Füße und Beine zum Positiven verändern. Um genügend regelmäßige Übungszeit in Ihren Alltag zu integrieren, sollten Sie mehrere Noppen-, Igel- oder Tennisbälle zu Hause oder an Ihrem Arbeitsplatz verteilen. Sie können beim Telefonieren, bei der Hausarbeit oder zum Beispiel während Sie die Zähne putzen auf dem Noppen- oder Igelball kreisen.

Das Stehen ist eine wunderbare Übung bei allen unverhofften Wartezeiten in Ihrem Alltag. Geht nichts voran, ist es Zeit für die Eigenwahrnehmung. Das fällt uns in einem durchorganisierten Alltag sehr schwer, da wir meist ungeduldig werden. Genießen Sie die Pausen beim Warten im öffentlichen Nahverkehr, bei der Post oder in der Schlange an der Kasse. Jetzt haben Sie Zeit für sich und den entspannten Stand. Beobachten Sie Ihre Gedanken. Können Sie bei der Wahrnehmung Ihrer Füße, der Aufrichtung Ihres Körpers und einem ruhigen und entspannten Atem bleiben? Können Sie Wartezeiten für Entschleunigung und Regeneration nutzen? Oder sind Sie in Ihren Gedanken und Emotionen mit Dingen beschäftigt, die nicht in Ihrer Hand liegen und zu keiner Veränderung der Situation führen? Beobachten Sie sich und kehren Sie immer wieder zur Wahrnehmung Ihres Körpers und Ihrer Füße zurück!

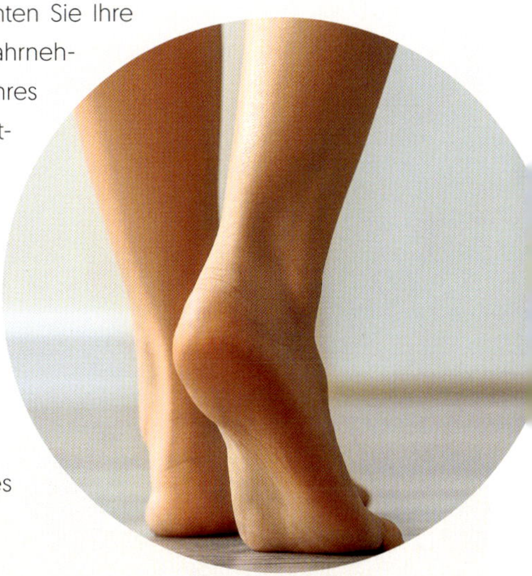

Serviceteil – Wichtige Tipps auf einen Blick

Durch tägliche Achtsamkeit und Fürsorge erhalten Sie die Gesundheit Ihrer Füße. Hier eine (unvollständige) Zusammenstellung verschiedener Maßnahmen zur Fußgesundheit

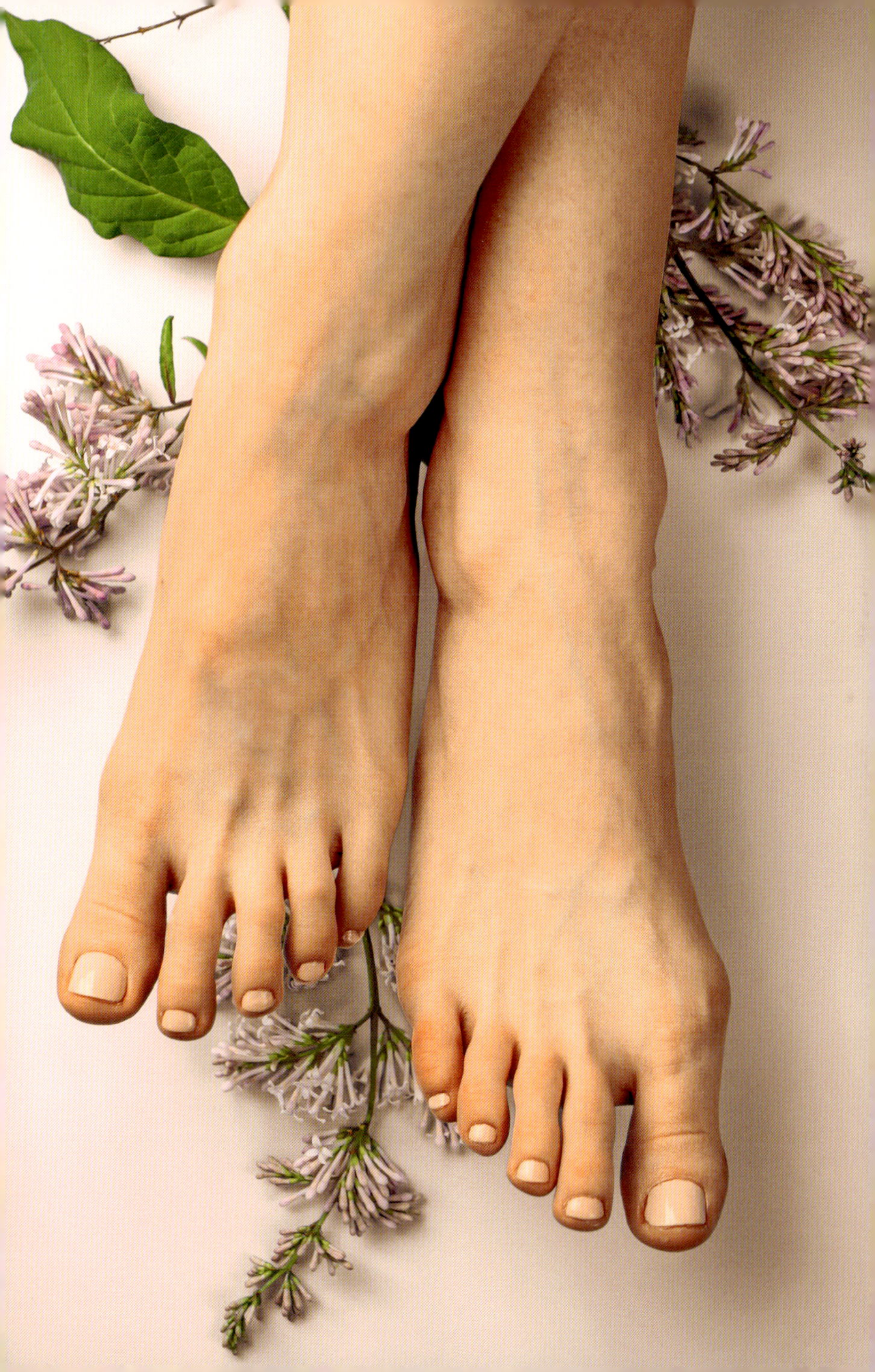

Für das Wohlergehen **Ihrer Füße**

Die richtigen Schuhe

Ich werde immer wieder nach den richtigen Schuhen gefragt. Es ist von Vorteil, die meiste Zeit Schuhe zu bevorzugen, die der Tatsache Rechnung tragen, dass der Vorfuß bei Belastung länger und breiter wird. Dem Vorfußbereich und vor allem den Zehen sollte deshalb genügend Platz gegeben werden, während am Rückfuß mit seinen festen und großen Fußwurzelknochen der Schuh gut anliegend stützen sollte. Bei einem engen High Heel oder vielen Balerinas verhält es sich genau umgekehrt: vorn eng und an der Ferse oft instabil. Selbstverständlich spielt auch die Größe der Socken und Strümpfe auf lange Sicht eine nicht zu unterschätzende Rolle. Bei einem Hallux valgus sollte beim Schuhkauf besonders der gesteigerten Breite des Vorfußballens Rechnung getragen werden. Das Obermaterial des Schuhs sollte weich und breit genug sein. Es darf keine Naht auf den verformten Bereich drücken. Es gibt im Wanderschuhbereich inzwischen einige Hersteller die dieser Aufgabenstellung gerecht werden, aber auch bei Alltagsschuhen sind inzwischen angepasste Schuhleisten keine Seltenheit. Um die richtige Breite des Vorderschuhs zu beurteilen können Sie beim Schuhkauf darauf achten ob nach 20 Minuten Gehen im Laden beim Ausziehen der Schuhe im Bereich des Hallux valgus eine Rötung der Haut sichtbar wird. Dies wäre ein deutliches Zeichen dafür, dass der Schuh eine zu geringe

Breite besitzt. Bei einem Lederschuh können Sie den Schuh bei einem orthopädischen Schuhmacher noch einige Millimeter aufdehnen lassen.

Je nach Bodenbeschaffenheit sollte der Schuh außerdem mit einer festeren, leicht dämpfenden Sohle oder mit einer sehr flexiblen Sohle ausgestattet sein. Es gilt: je härter der Boden, desto fester und dämpfender die Sohle, je weicher und dämpfender der Boden, desto weicher die Sohle. Hüten Sie sich aber bei den Schuhsohlen vor einer übertrieben weichen Dämpfung, da ansonsten Ihr Nervensystem nicht weiß, in welchem Moment Ihr Fuß den Boden berührt, und der Stoß auf der landenden Seite vor allem für Ihr Kniegelenk sehr hart wird. Untersuchungen haben gezeigt, dass barfuß gehende Menschen wesentlich vorsichtiger auftreten und deshalb den Stoß durch das Bein weicher gestalten.

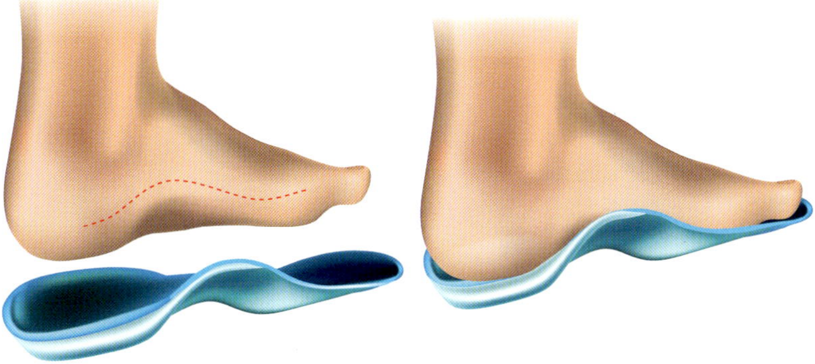

Einlagen stabilisieren den Fuß und können bei akuten Schmerzen Hilfe bieten.

Wenn Sie Schmerzen haben, ist es von Vorteil, die Fußmuskulatur durch das entsprechende Schuhwerk schonen zu können, doch je länger Sie Ihren Fuß schonen, desto schwächer wird die Fußmuskulatur. Alles hat seine Vor- und Nachteile. Bei akuten Schmerzen ist es ebenfalls meist hilfreich, wenn die Schuhsohle im Vorfußbereich mit einer Abrollhilfe ausgestattet ist. Dies bedeutet, dass die Schuhsohle rund nach oben gebogen ist, wie es bei allen Laufschuhen zu sehen ist.

Das Fußtraining mit Einlagen

Einlagen stellen eine ergänzende Möglichkeit des Trainings dar. Sie stabilisieren den Fuß und können besonders bei akuten Schmerzen Hilfe bieten. Die Einlage muss dazu individuell angepasst werden.

Bei den klassisch stützenden Einlagen wird Ihr Rückfuß auf der Innenseite stabilisiert. Durch eine Pelotte, eine Wölbung im Mittelfußbereich, wird das Quergewölbe angehoben. Bei einer sensomotorischen Einlage wird über verschiedene Druckpunkte, kleine Erhöhungen in der Einlagen-

Öfter mal die Schuhe wechseln

Da es den idealen Schuh für alle Gelegenheiten und alle Füße nicht gibt, ist es von Vorteil, den Schuh öfters zu wechseln. je weniger Schuh und je weicher die Sohle, desto mehr muss Ihre Fußmuskulatur arbeiten. Je fester die Sohle und der Schuh, desto weniger wird Ihr Fuß mit seiner Muskulatur beansprucht.

sohle, Ihre Fußmuskulatur aktiviert. Welche Einlage für Sie die richtige ist und ob Sie vielleicht auch beide Arten nutzen können, ist von vielen unterschiedlichen Faktoren abhängig.

Barfußtraining

Sofern Sie noch keine Schmerzen an Ihren Füßen entwickelt haben, ist es auf einem weichen Untergrund sehr wohltuend, barfuß zu laufen. Eine Wiese, Waldboden oder ein Strand mit feinem Sand sind besonders geeignet. Aber auch Barfuß- Parcours werden zunehmend angeboten.

Durch das Barfußgehen wird Ihre Fußmuskulatur besonders effektiv trainiert und Sie können die Übungen in diesem Buch sehr gut in Ihren Gang integrieren. Sie werden beim Barfuß- gehen vorsichtiger auftreten und dem Boden und seiner Beschaffenheit mehr Beachtung schenken als bei einem harten, asphaltierten Untergrund, der am besten für Räder und Rollen (Auto, Fahrrad, Rollerblades, Skateboard) und nicht für Füße geeignet ist. Die Verwendung von Barfußschuhen kann Ihre Füße vor Kälte und unangenehmen spitzen Steinchen oder Gegenständen schützen. Sie werden außerdem bei einem unangenehmen steinigen Untergrund statt auf dem Rückfuß mit seiner Ferse öfter auf dem Vorfuß landen und dadurch die Greiffunktion des Fußes verbessern. Dieses Greifen nach dem Boden stärkt die Kraft des Vorfußballens und vielleicht ist es Ihnen durch das Integrieren der Fußübungen aus diesem Buch auch beim Gehen möglich die Stellung der Zehen aktiv zu korrigieren. Allerdings bremst der Vorfußgang den Schwung des Gehens. Sie werden langsamer und das Gehen bereitet ihnen eine größere muskuläre Anstrengung. Deshalb landen Erwachsene, wenn es der Untergrund erlaubt, auf dem weichen Fettpolster der Ferse. Die Variation von Vorfuß- und Rückfußlandung beim Barfußgehen auf Naturböden ist aber sicherlich günstig für Ihren Fuß.

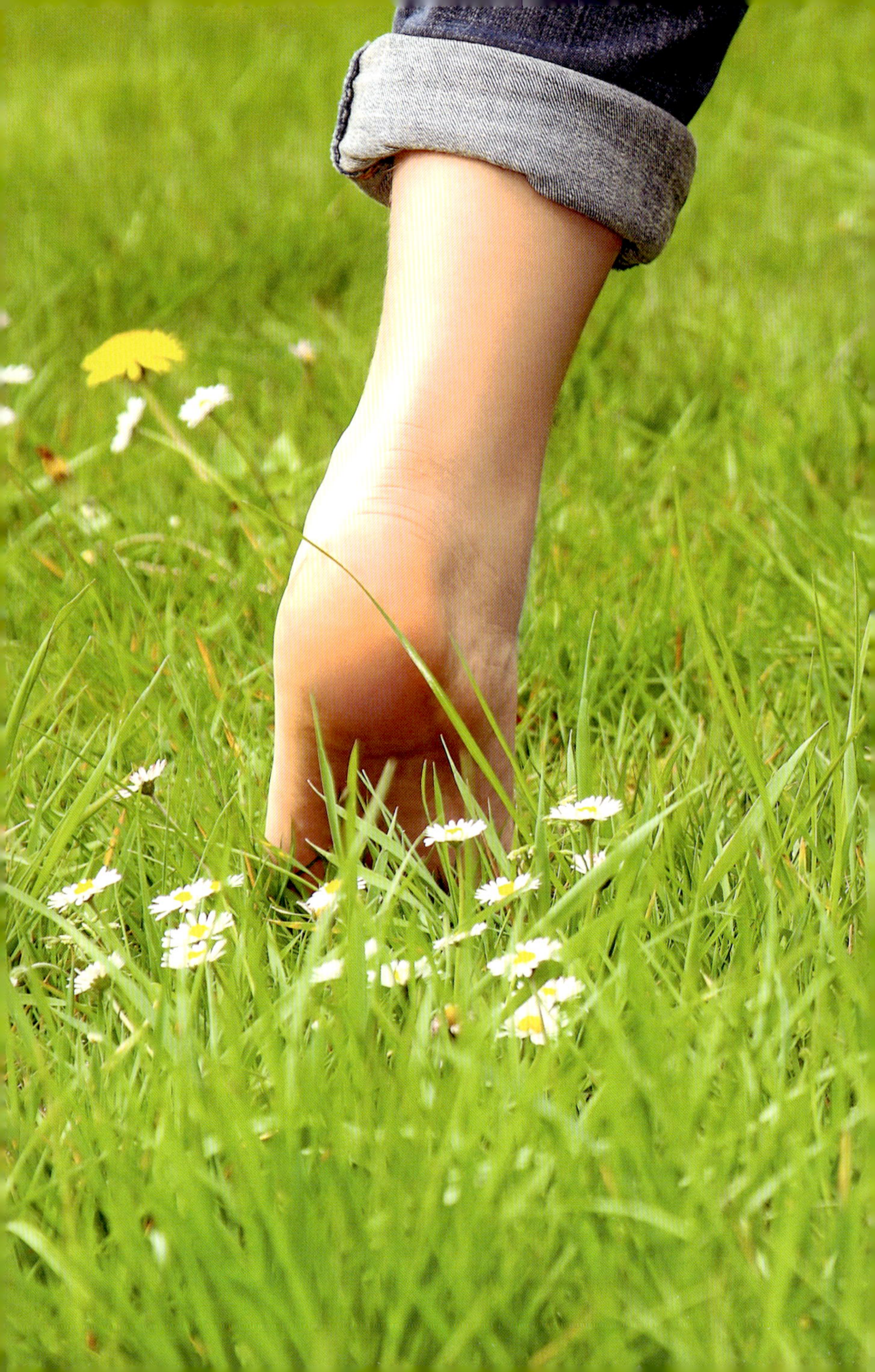

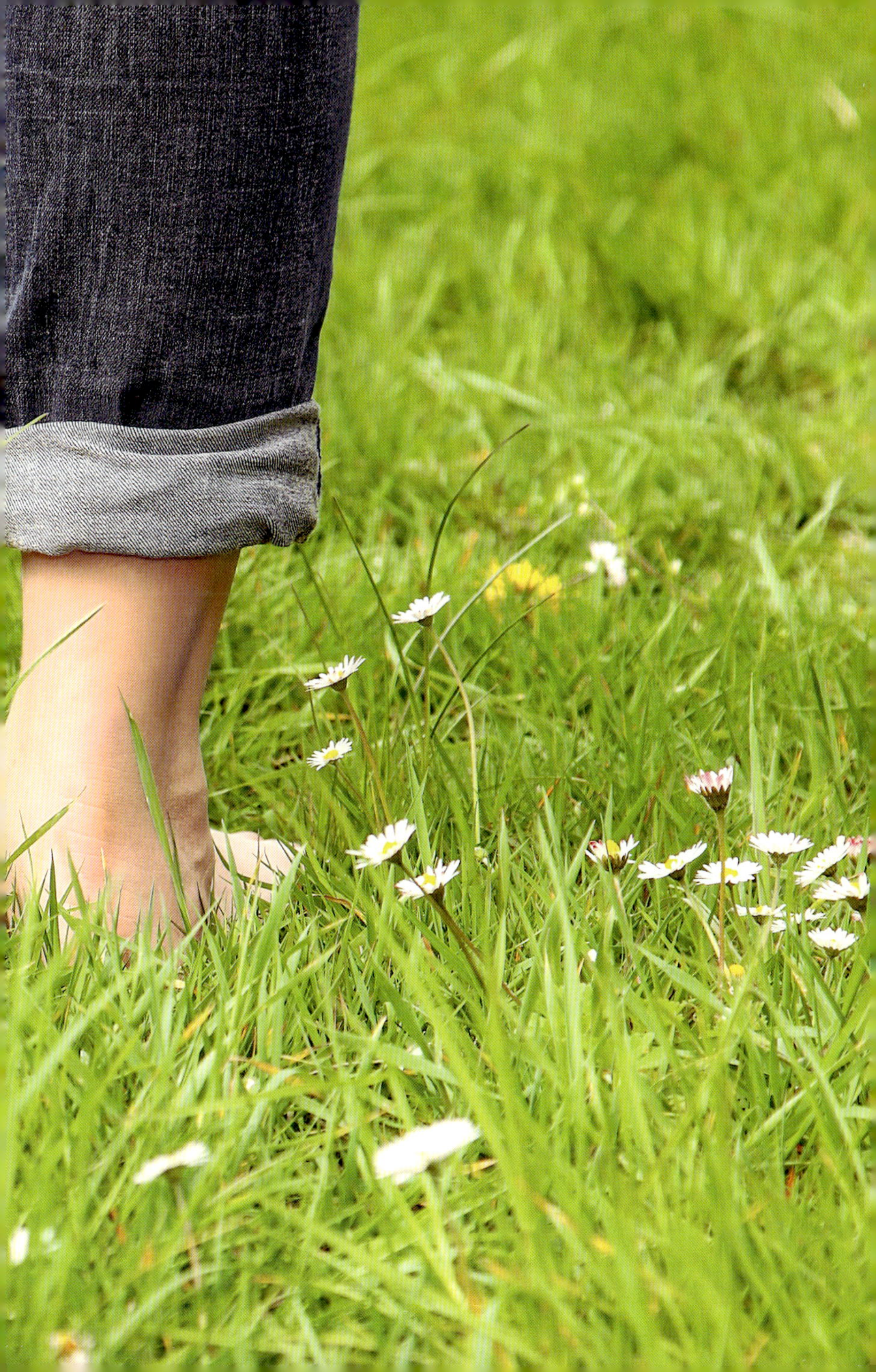

Das hilft bei geschwollenen, brennenden oder kalten **Füßen**

Quark

Sollte Ihr Fuß geschwollen und heiß sein, bestreichen Sie die Schwellung mit einer dicken Schicht fettreichen Quarks, legen Sie Ihre Beine hoch und lassen Sie ihn für eine halbe Stunde einwirken. Entfernen Sie den Quark anschließend mit kaltem Wasser. Wiederholen Sie die Quarkpackung möglichst oft und gehen Sie wenig, damit die Entzündung ausheilen kann.

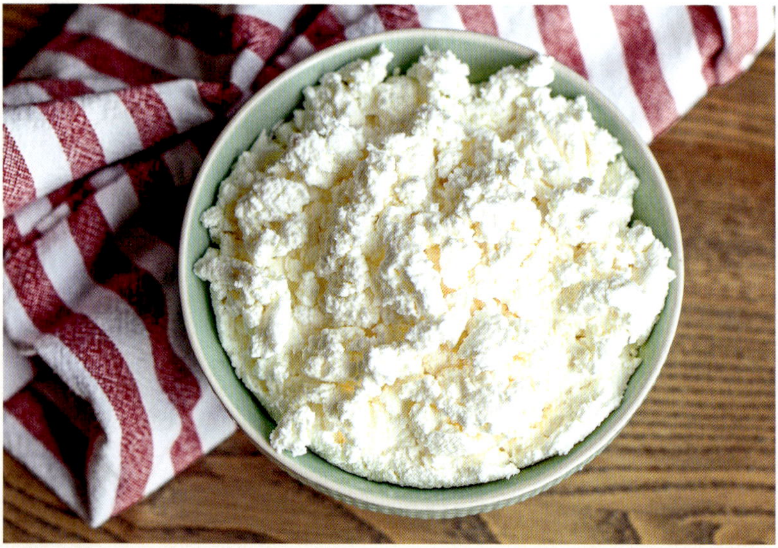

Kaltes Wasser, Schnee, Eis oder Coolpack

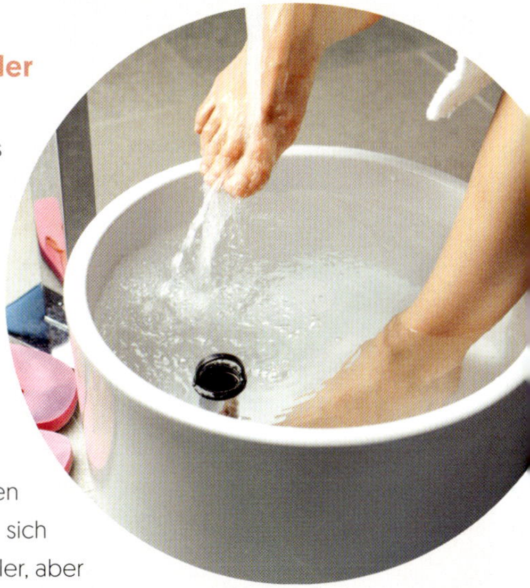

Da die Füße durch die Belastung des Gehens wärmer werden, kann ein Gefühl des Brennens entstehen. Dann ist eine kurze Kühlung (20 bis 30 Sekunden) im kalten Wasser (beim Wandern im Gebirgsbach oder Schnee) wohltuend. Zu Hause können Sie einen Eiswürfel oder ein Coolpack aus dem Tiefkühlfach verwenden, mit dem Sie Ihre warmen Füße kurz abreiben. Die Haut sollte sich nach der Abreibung ein bisschen kühler, aber nicht eiskalt anfühlen. Sie können diese Vorgehensweise nach einer Pause mehrmals wiederholen. Ihre Füße müssen aber unbedingt warm sein. Nie kalt auf kalt! Durch das mehrmalige Kühlen wird der Abtransport von Flüssigkeit aus dem Gewebe angeregt. Längere Kühlung ist nur bei einer akuten Verletzung mit andauernd erhöhter Temperatur hilfreich. Sie sollten dann zwischen Coolpack und Haut ein Handtuch legen, damit Sie keine Erfrierungen der Haut riskieren.

Warmes Fußbad mit basischem Badesalz

Sollten Ihre Füße kühl sein, gönnen Sie sich ein warmes Fußbad mit basischem Badesalz. Sie nehmen damit Einfluss auf den Säure-Basen-Haushalt Ihres Körpers. Dies ist besonders für das Bindegewebe Ihrer Füße wichtig. Ihre Haut wird sich nach dem Bad geschmeidig und warm anfühlen. Die Rückfettung der Haut, besonders wichtig bei verstärkter Hornhautbildung, wird unterstützt und das Austrocknen verhindert. Wenn Ihre Füße warm geworden sind, duschen Sie sie anschließend kurz mit eiskaltem Wasser ab. Das regt den Blutfluss für längere Zeit an.

Geeignete **Hilfsmittel**

Orthesen und Bandagen

Druckstellen an den Zehen verursachen bei längerem Gehen unangenehme Schmerzen. Um eine Rötung und eine nachfolgende Schädigung der Haut zu vermeiden, werden Orthesen und kleine Bandagen aus Stoff und Silikon zur Korrektur der Stellung Ihrer großen Zehe angeboten. Diese können bei einer ausreichenden Beweglichkeit des Großzehengrundgelenkes und der daraus resultierenden Schmerzfreiheit verwendet werden. Zum reinen Schutz vor Überlastung der Haut der Zehen 2-5 sind einfache Schlauchverbände aus Silikon und elastischem Gewebe erfolgreich. Sie sind einfach über die Zehen zu stülpen und verrutschen nur selten.

Wann ist ein Hilfsmittel geeignet?

Ihr Motto zu allen Hilfsmitteln lautet: Diese müssen helfen und dürfen kein Unwohlsein oder Schmerzen bereiten – ansonsten werden Sie die Hilfsmittel gar nicht oder nur sehr ungern einsetzen.

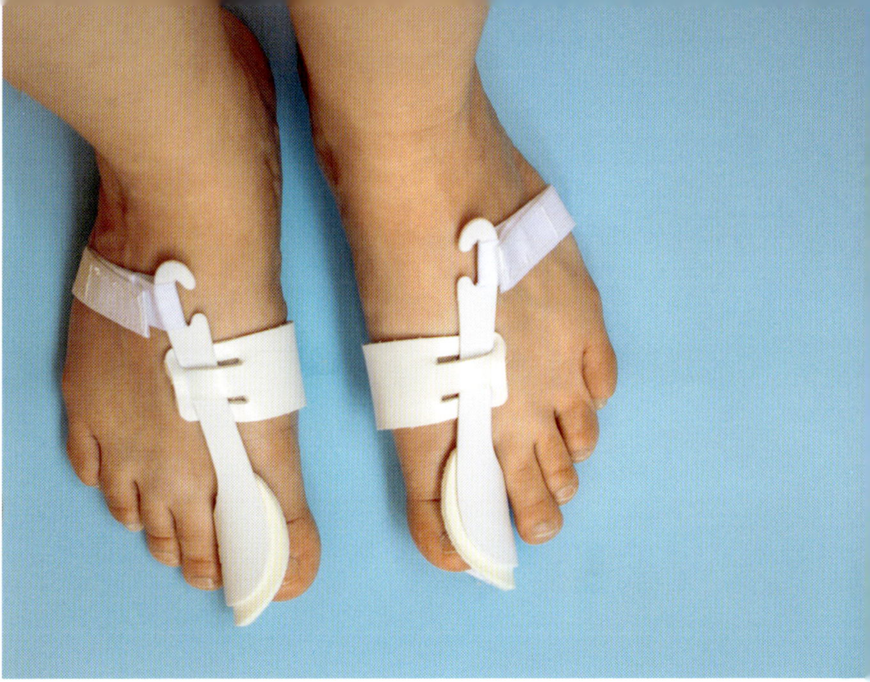

Die Hallux valgus Schiene ist nur in ausgewählten Fällen wirklich sinnvoll und sollte wohlüberlegt eingesetzt werden.

Die Hallux valgus Schiene

Die oft verordnete Hallux valgus Schiene kann beim Gehen nicht verwendet werden. Das Gehen und dabei vor allem der Abdruck des Fußes vom Boden sind aber der kritische Moment für die Stellung der großen Zehe. Das Tragen der Schiene in der Nacht ist nur postoperativ zum Erhalt des Operationsergebnisses sinnvoll.

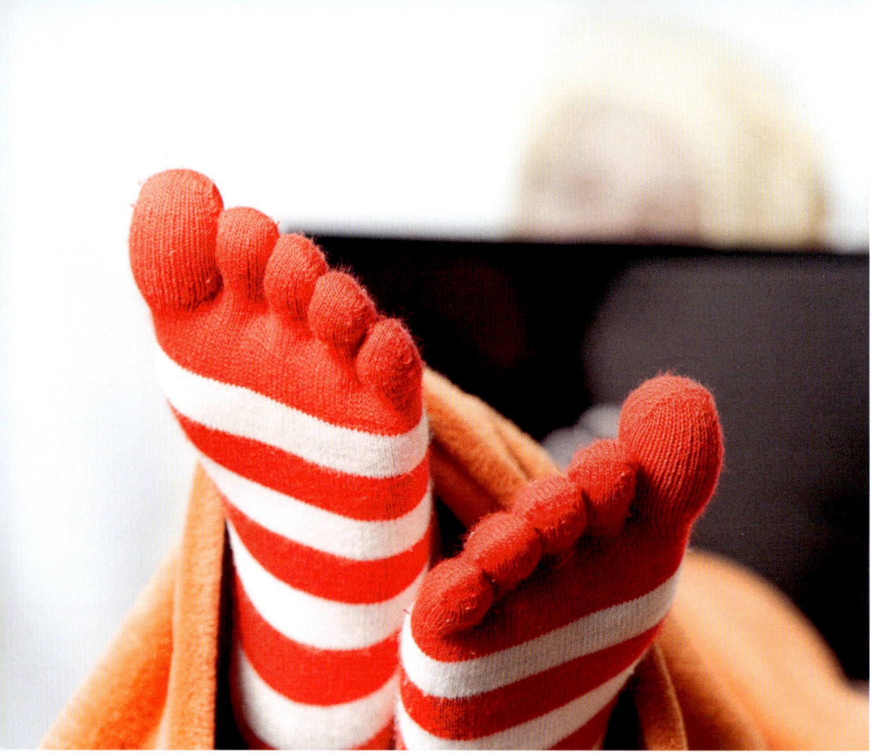

Zehensocken sind nicht nur hilfreich zur Prävention von Druckstellen, sie sehen auch noch stylisch aus.

Zehensocken

Eines der einfachsten und wirkungsvollsten Hilfsmittel auch in der Prävention von Druckstellen zwischen dem großen Zeh und der Zweiten Zeh sind Zehensocken. Sie geben außerdem kleine Korrekturen im Richtungsverlauf zwischen den Zehen. Ist das Großzehengrundgelenk noch beweglich und nicht im Sinne eines Hallux rigidus unbeweglich geworden, können Sie auch speziell für einen Hallux valgus entwickelte Zehensocken verwenden. Durch die verstärkte Korrektur im Richtungsverlauf sollten aber keine Schmerzen im Großzehengrundgelenkbereich entstehen. Durch Zehensocken wird zudem der Tastsinn des Fußes und Ihre Achtsamkeit für die Stellung der Zehen geschärft. Zehen können ähnlich wie unsere Finger die Welt ertasten und große feinmotorische Fähigkeiten entwickeln. Sie liefern außerdem wertvolle Informationen über die Beschaffenheit des Bodens. Dadurch wird die Aktivierung der Vorfußspannung gefördert.

Tape Sox

Tape Sox versuchen durch elastische Züge in den Socken das aufwendigere Taping auf der Haut zu ersetzen. Sie können die Stellung der Großzehe oder auch einer Krallenzehe korrigieren, allerdings die Abspreizung des ersten Mittelfußknochens nur bedingt durch ein sehr straffes komprimierendes Sockenmaterial verbessern. Das Material der Socken ist dadurch aber ähnlich erwärmend wie Kompressionsstrümpfe und deshalb in der warmen Jahreszeit unangenehm für das Klima der Füße. Zudem ist die Haltbarkeit der Socken sehr beschränkt, sodass das das Verhältnis von Preis und Leistung aus meiner Sicht bedenklich ist.

Taping Loops

Taping Loops sind elastische Korrekturbänder die von der Ferse zu Ihrer Großzehe laufend eine Schlaufe um den großen Zeh legen. Sie sollen das aufwendige Tapen ersetzen und können für die Korrektur der Stellung eines kleineren Hallux valgus gut eingesetzt werden. Sie sind im Gegensatz zu einer Hallux valgus Schiene auch am Tage bei Belastung des Fußes im Gehen gut zu tragen. Die Korrektur der Stellung sollte aber auf keinen Fall Schmerzen im Großzehengrundgelenk auslösen.

Wenn eine **Operation** unvermeidlich ist

Wenn die Schmerzen bleiben

In manchen Fällen ist die Abspreizung und Verdrehung des ersten Mittelfußknochens und der daraus entstehende Hallux valgus, weit fortgeschritten. Oft bereitet dies keinerlei Schmerzen. Der Schuhkauf und die Ästhetik ist das Problem. Sie können durch alle Tipps und Tricks, die Sie in diesem Ratgeber kennenglernt haben, ein bisschen Fleiß und viel Bewusstsein das Problem verbessern und weitestgehende Schmerzfreiheit erreichen. Sollten aber alle von Ihnen ergriffenen Maßnahmen nicht helfen, die Schmerzen zu lindern und in den Griff zu bekommen, kann eine Operation sinnvoll sein. Dann sollten Sie mit einem Chirurgen abwägen, ob er Ihre Situation verbessern kann. Dabei wird bei den gängigen Operation der Abstand zwischen dem ersten und zweiten Mittelfußknochen durch das Durchsägen des ersten Mittelfußknochens, dem anschließenden Verschieben des vorderen Endes des durchsägten Knochens und dem Fixieren der Bruchstelle durch Schrauben oder Drähte, die gerade Stellung der großen Zehe wiederhergestellt. Dies führt dazu, dass die Streck- und Beugesehnen der Großzehe wieder über die Mitte des Großzehengrundgelenkes ziehen und nicht mehr als Bogenspanner agieren und die große Zehe zur zweiten ziehen. Alle verwendeten Schrauben, Platten und Drähte können nach der Operation Probleme bereiten und sollten deshalb nach ein spätestens bis zwei Jahren wieder entfernt werden. Dazu wird bei Schmerzen unterhalb des zweiten oder auch dritten Mittelfußknochens, die wesentlich öfter vorkommen, als Schmerzen am eigentlichen Hallux valgus, die Mittelfußknochen zwei und drei gekürzt oder auch verlängert und auch Fehlstellungen bei Krallen- oder Hammerzehen, die bei einem starken Hallux valgus auftreten können, in den Gelenken durch Versteifung behoben und korrigiert. Da der Fuß ein hochsensibles und gleichzeitig durch das Gehen stark belastets Körperteil ist, handelt es sich um einen schwerwiegenden Eingriff in das gesamte Bewegungssystem. Vertrauen Sie deshalb keinem Chirurgen, der diesen Eingriff bagatellisiert und davon spricht, dass Sie nach 6 Wochen oder gar früher wieder einwandfrei und vor allem schmerzfrei laufen können. Oft stellt sich für Chirurgen die Heilung leider lediglich im Zusammenwachsen der durchsägten Knochen und deren korrekten Stellung der Großzehe dar. Ob die Beweglichkeit des Großzehengrundgelenkes wieder vollkommen erreicht wird und ob die Elastizität und Nachgiebigkeit des Fußes bei Belastung wieder gewährleistet ist, und damit die volle Funktionalität von Flexibilität mit Stabilität gegeben ist, wird oft leider von Chirurgen nicht bedacht. Deshalb können Sie nach einer gut gelungenen Operation ohne Verletzung von Nerven und Blutgefäßen des Knochens in der Regel davon ausgehen, dass der Heilungsprozess der verletzten Weichteile, wie Haut, Bindegewebe zu denen Gelenkkapseln, Bänder, Sehnen und Faszien gehören, Muskulatur, Gefäßen und Nerven pro erreichten Lebensjahrzehnt einen Monat in Anspruch nimmt. Sind Sie 50 Jahre alt dauert der Heilungsprozess der tiefen Wund demnach 5 Monate. Die Schraubenentfernung nach einem Jahr noch einmal drei Wochen. So lange der Heilungsprozess nicht beendet ist, werden Sie eine größere oder kleinere Schwellung und Erwärmung im Bereich der Operation ihr Eigen nennen und damit auch immer wieder Schmerzen verspüren. Sie werden durch physikalische Therapie Unterstützung erhalten, aber vor allem müssen Sie sich als Kassenpatient in unserem heutigen Gesundheitssystem selbst helfen und dabei sowohl die Schwellung und Überwärmung bekämpfen, als auch durch Üben die Beweglichkeit wiederherstellen. Das wird viel Zeit und Ge-

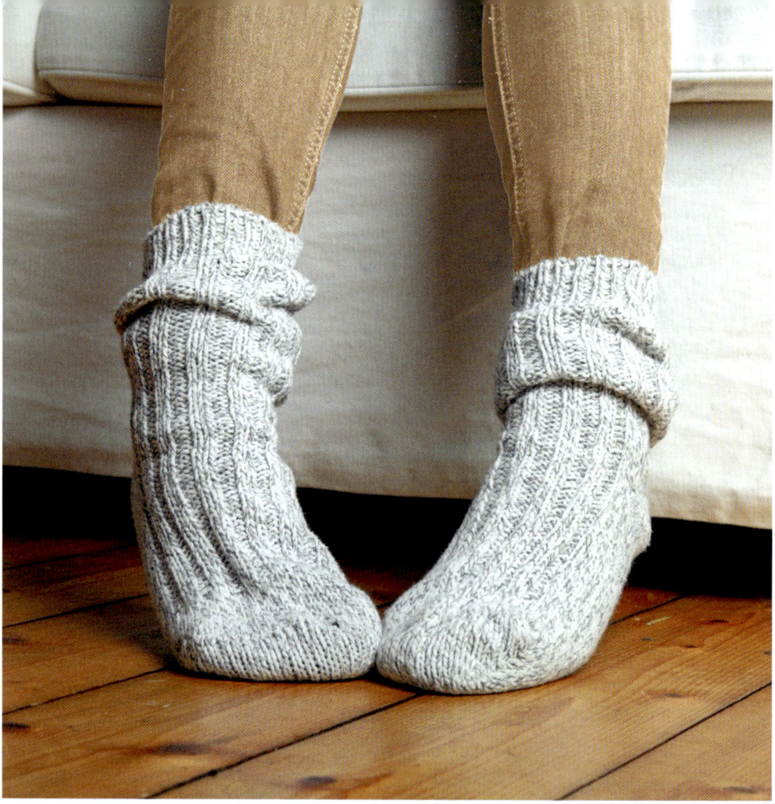

Die Füße bestehen aus einem komplexen und filigranen Geflecht aus Knochen- und Weichteilgewebe. Achten Sie gut auf sie!

duld in Anspruch nehmen. Zu guter Letzt geht es darum wieder Vertrauen in die Belastung des Zehen zu entwickeln. Dann ist das Symptom Hallux valgus beseitigt. Die Ursache, die Art und Weise wie Sie Ihren Fuß beim Gehen belasten, nicht. Sollten Sie dann weiter mit der Ferse nach innen kippen, wird in etwa 5 Jahren das gleiche Symptom, der Hallux valgus, mit großer Wahrscheinlichkeit wiederkehren.

OP-**Checkliste**

Nehmen Sie sich nach dem Entschluss zu einer Operation für die ersten zwei Wochen nach dem Eingriff viel Zeit zur Schonung. In der ersten Phase ist es wichtig, die postoperative Schwellung zu behandeln. Dazu sollten Sie nur wenig gehen und Ihre Füße bei leichter abschwellender Gymnastik hochlegen. In der nächsten Phase sollte die Beweglichkeit der Gelenke und die Belastungsfähigkeit wiederhergestellt werden. Nun stellt sich heraus, ob die Funktionalität des Fußes erhalten ist.
Leider wird bei der Operation Nervengewebe verletzt. Ihr Fuß wird sich nach der Operation nicht mehr wie zum Zeitpunkt seiner Schmerzfreiheit anfühlen. Alle verwendeten Schrauben, Platten und Drähte können nach der Operation Probleme in den Weichteilen bereiten und sollten deshalb nach einem Dreivierteljahr, spätestens jedoch nach zwei Jahren wieder entfernt werden.

Achten Sie bei der Planung einer Operation auf folgende Dinge:

- Untersucht der Operateur bzw. die Operateurin Ihren Fuß mit seinen/ihren Händen und prüft er/sie die Elastizität Ihres Bindegewebes?
- Die Erfahrung zeigt, dass Operationen bei einem straffen Bindegewebe bessere Erfolgsaussichten haben.
- Sind Sie sich sicher, dass Sie Ihren Fuß mit einem guten Gefühl und ohne Zweifel an den geplanten Maßnahmen operieren lassen?
- Wenn Sie sich sicher sind, vertrauen Sie Ihrem Arzt/Ihrer Ärztin. Der Operationserfolg wird in den meisten Fällen besser verlaufen, da die Heilungsaussichten zu einem Teil auch von Ihrer inneren Einstellung abhängen.
- Klärt Sie der Operateur über die geplante Operation genügend auf und haben Sie Zeit, Fragen zu stellen?

- Sie sollten das Gefühl haben, dass Ihr Arzt oder Ihre Ärztin zusammen mit Ihnen einem Abwägungsprozess unterliegt.
- Bekommen Sie nach der Operation eine physiotherapeutische Nachbetreuung über viele Wochen?
- Sie sollten schon vor der OP einen Physiotherapeuten/eine Physiotherapeutin genannt bekommen oder sich um einen kundigen Physiotherapeuten in Ihrer Nähe kümmern. Nehmen Sie bereits vor der Operation Kontakt auf und vereinbaren Sie Termine.
- Ist der Operateur in Kontakt mit dem nachbehandelnden Physiotherapeuten und können Sie den Operateur auch nach der OP konsultieren?
- Die Kommunikation des Patienten mit Arzt und Physiotherapeuten ist bei auftretenden Problemen und Fragen entscheidend für eine schnelle Abklärung und Lösung des Problems.
- Wird der gleiche Operateur die Schrauben und Drähte wieder entfernen?
- Der Erst-Operateur weiß am besten über Sie, die Operationsmethode und Ihre spezielle Problematik Bescheid.

Weiterführende **Adressen**

Fuß-Schule München –
Praxis für Physiotherapie
Tegernseer Landstraße 37a (Rgb.)
81541 München
www.fussschule.com

www.spiraldynamik.com
Über diese Seite ist auch eine Liste aller Spiraldynamik-Fachkräfte unter www.spiraldynamik.com/de/kontakt/therapie/index.html abrufbar.

Bewegtes Sitzen
Mi Shu Stuhl
Gabriele Wander
Bahnhofstraße 4
85567 Grafing
www.mishu.de

BORT Medical GmBH
Am Schweizerbach 1
71384 Weinstadt-Benzach
www. bort.com/de

Knitido®
Schönhauser Allee 51
10437 Berlin
www.knitido.de

Sole Runner®
Bahnhofstraße 1
86911 Dießen am Ammersee
www.sole-runner.com

Bildnachweis

Mit 75 Farbfotos zu den Übungen und zum Tapen von Ralf Blechschmidt, Anna-Magdalena Schnauss und Katrin Winkler/©Fuß-Schule München, Thomas Rogall
Fotomodelle: Dana Hermer, Catherine Ross, Michaela Sauerwein, Timon Ullherr, Thomas Rogall
Mit 21 Abbildungen von Adobe Stock: S. 3 (lesslemon), S. 5 (Ivana), S. 7 (staras), S. 9 (Nobilor), S. 12 (Bulgakova Kristina), S. 17 (mukku), S. 19 (mukku), S. 22 (gballgiggs), S. 23 (sorapop), S. 27 (chinnarach), S. 40/41 (yvdat), S. 50 (sorapop), S. 71 (Pixel-Shot), S. 73 (Pixel-Shot), S. 75 (sakurra), S. 78/79 (Kathrin39), S. 80 (rico287), S. 81 (Kzenon), S. 83 (Sunny-Smile), S. 84 (ASK-Fotografie), S. 88 (ASK-Fotografie).
Mit 2 Abbildungen von Shutterstock: S. 15 (Aksanaku), S. 21 (marekuliasz).
Skelettmodell Seite 10: Erler und Zimmer

Impressum

Umschlaggestaltung von bux design/Lisa Höfner, unter Verwendung einer Illustration von Adobe Stock/allstar.

Mit 99 Farbfotos und 2 Farbzeichnungen.

Unser gesamtes Programm finden Sie unter **kosmos.de/herbig**

FSC www.fsc.org MIX Papier | Fördert gute Waldnutzung FSC® C023164

Gedruckt auf chlorfrei gebleichtem Papier

ISBN 978-3-96859-070-7

Projektleitung und Redaktion: Nicole Janke
Gestaltungskonzept: bux design, München
Gestaltung und Satz: Reemers Publishing Services GmbH, Krefeld
Produktion: Vanessa Frömmig
Druck und Bindung: Printer Trento

Printed in Italy/Imprimé en Italie